Eßstörungen

AOK-Bibliothek

Eßstörungen

Erscheinungsformen · Ursachen · Behandlungsmöglichkeiten

Frankfurter Zentrum für Eßstörungen e.V.

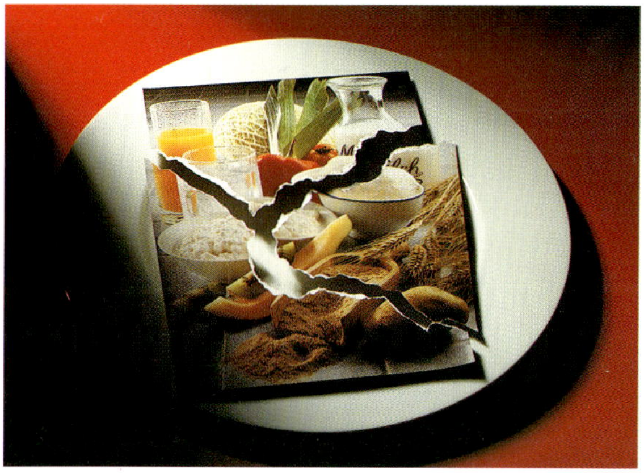

FALKEN

AOK
Die Gesundheitskasse.

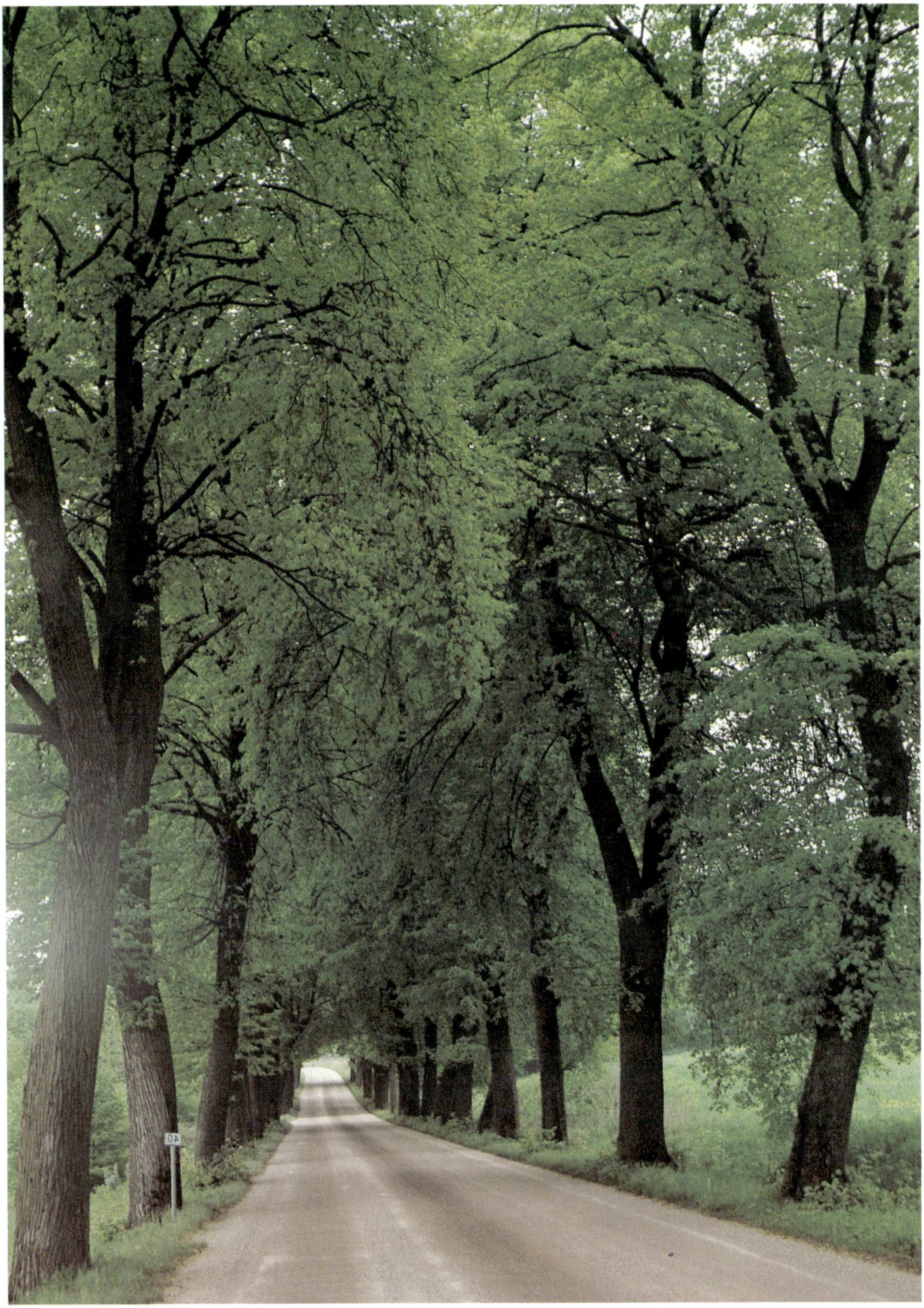

Inhalt

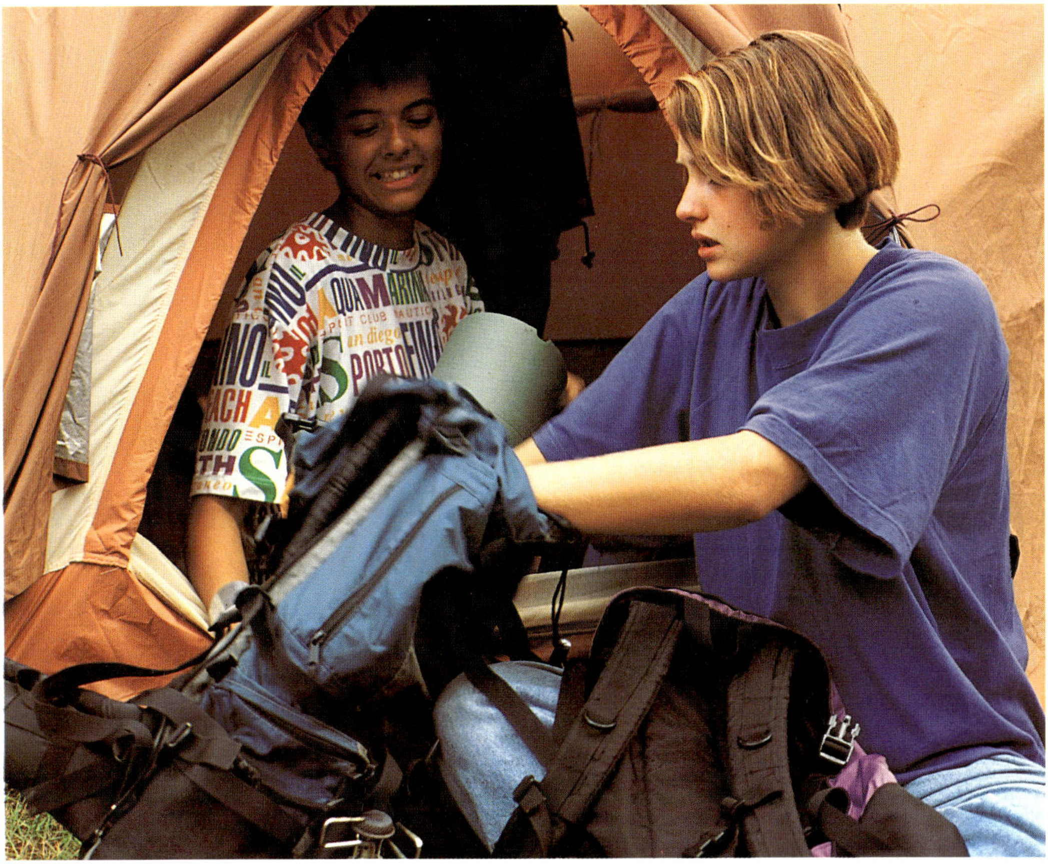

In eigener Sache

Das Frankfurter Zentrum für Eßstörungen arbeitet nach Konzepten der humanistischen Psychologie und Psychotherapie. Diese versteht sich nicht nur als eine Therapiemethode unter vielen, sondern sie beinhaltet eine Lebensphilosophie.
Die humanistische Psychologie geht davon aus, daß der Mensch aus Körper, Seele und Geist besteht. Der Mensch erlebt sich in seinem lebensgeschichtlichen Zusammenhang und in seinem sozialen Umfeld als ganzheitlich.
Deshalb werden auftretende Störungen und Krankheiten an Leib und Seele auch ganzheitlich gesehen und behandelt. Körper und Seele werden nicht getrennt.
Die humanistische Psychologie geht weiter davon aus, daß der Mensch ein schöpferisches und produktives Selbst hat, das eine positive und aktive Rolle in seiner Lebensgestaltung spielt. Das gehemmte, verschüttete oder blokkierte schöpferische Selbst soll mit den vielfältigen und kreativen Methoden der humanistischen Psychologie wiederentdeckt werden.
Ihr Anliegen ist, die tiefenpsychologischen Hintergründe von Störungen und Einschränkungen, die der einzelne empfindet, aufzuspüren.
Die Bedeutung der Störungen werden bewußt gemacht, um sie nachhaltig aufzulösen. Betroffene sollen befähigt werden, neue Lebensperspektiven für sich selbst zu finden und zu entwickeln, um innerlich dabei zu wachsen und als Persönlichkeit zu reifen. Hierbei findet jeder Mensch selbst diesen Weg zur Heilung. Die humanistische Psychologie liefert keine Rezepte.
Das Frankfurter Zentrum für Eßstörungen arbeitet aus diesem Grund nach dem Anti-Diät-Konzept, das heißt mit der strikten Absage an Diät-Versuche oder von außen auferlegte Expertenprogramme.
Eßstörungen werden nicht als Ausdruck von Willenlosigkeit oder Unfähigkeit von Frauen gesehen, mit ihrem Körper und ihren Problemen fertig zu werden. Die Bedeutung der Eßstörungen bei Frauen liegt in ihrer gesellschaftlichen Benachteiligung und in den widersprüchlichen Rollenerwartungen, die an sie gerichtet sind.
Die Therapeutinnen und Beraterinnen des Frankfurter Zentrums für Eßstörungen sehen in den Eßstörungen bei Frauen das neue „Frauengefängnis“. Frauen haben sich gesellschaftlich mehr Rechte und Freiheiten erkämpft. Der innere Kampf und das Leiden am eigenen Körper hält jedoch an. Die deutliche Zunahme von Eßstörungen, insbesondere der Bulimie und der Eßstörungen bei Jugendlichen, in den letzten Jahren veranlaßte uns, diesen Ratgeber zu schreiben. Wir wollen den Betroffenen Wege aus der Eßstörung aufzeigen und Angehörigen durch Information zu mehr Verständnis für die Eßgestörten und die Krankheit Eßstörung verhelfen. Wenn uns dies mit dem vorliegenden Buch – zumindest in Ansätzen – gelungen ist, sind wir zufrieden.

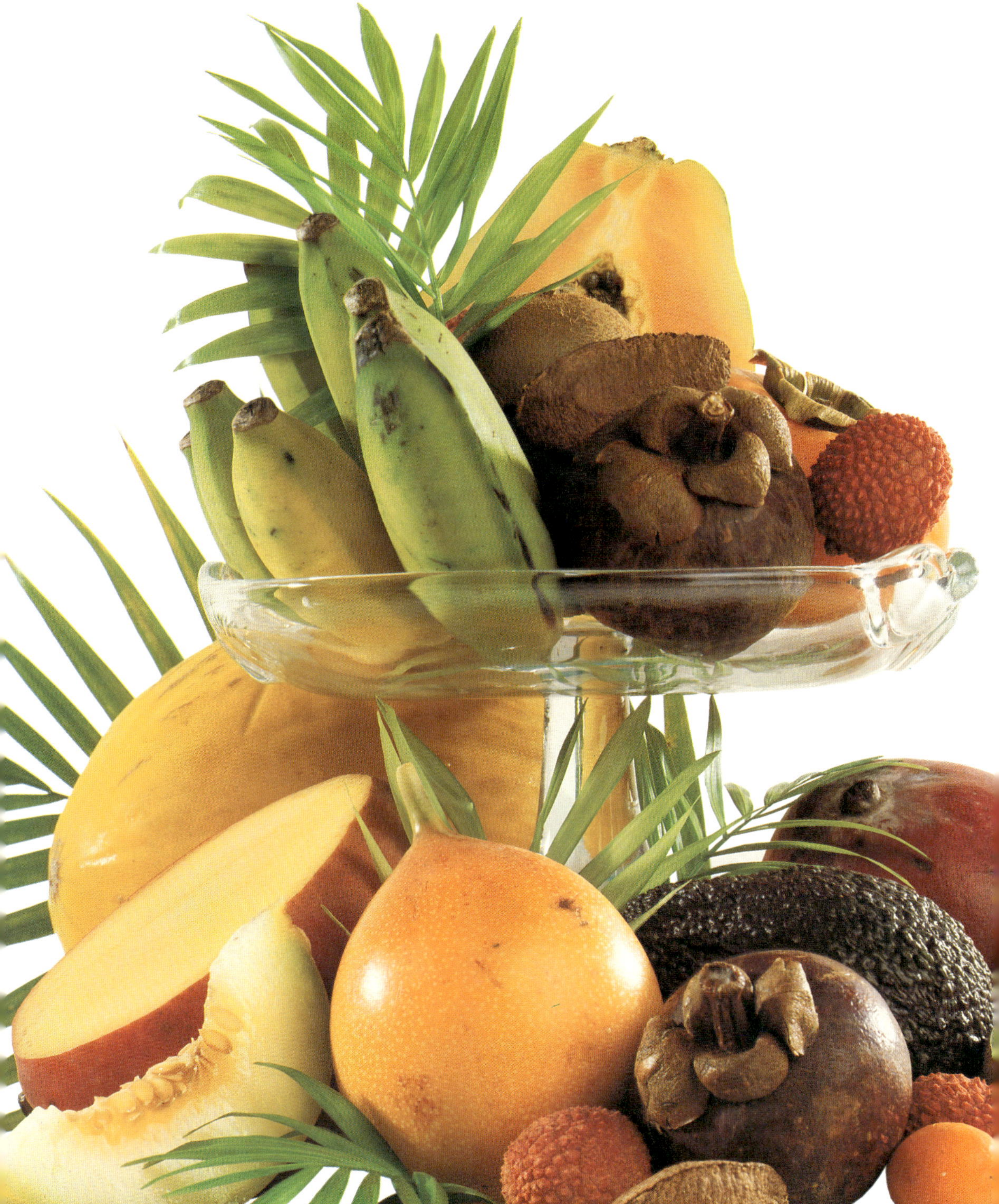

Essen – Nahrung – Lebensmittel

BRIGITTE SCHUMANN

Auf den ersten Blick erscheint uns Essen als das Normalste und Selbstverständlichste der Welt. Die Bedeutung von Essen ist aber umfassender, als ausschließlich physische Nahrung zu sein.

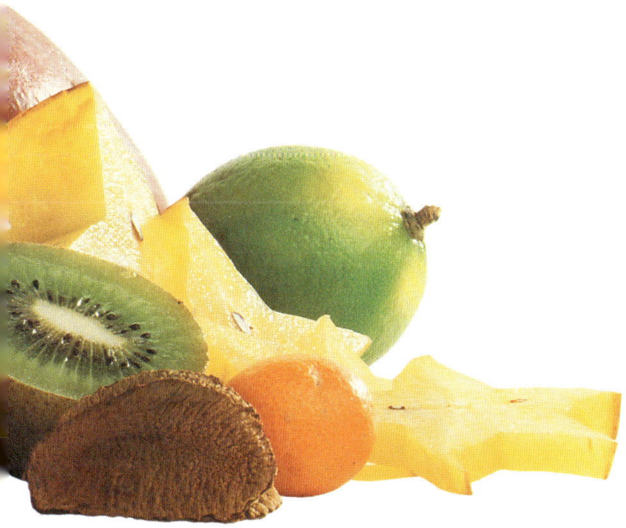

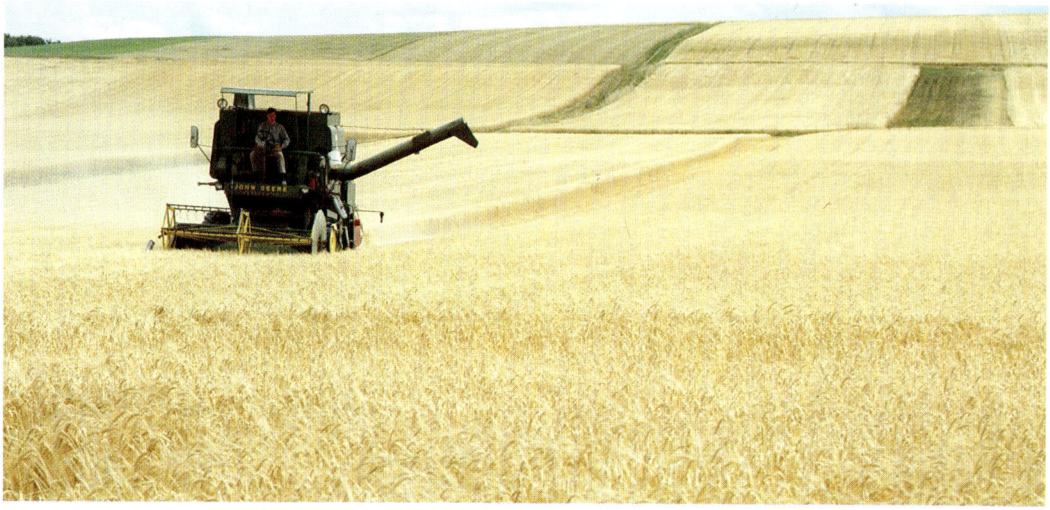

In unserer heutigen Gesellschaft steht Essen fast allen in einem beispiellosen Überfluß in beliebiger Menge zur Verfügung. Verführerisch abgepackt und ansprechend aufgemacht, ist es ein jederzeit verfügbares Hilfsmittel, um von inneren Spannungsgefühlen und konfliktreichen Themen abzulenken. Zum natürlichen Ursprung und zur Produktion der Nahrung hat fast niemand mehr ein Verhältnis. Für alle möglichen Gelegenheiten ist Essen eine nicht wegzudenkende Beigabe. Es ist Statussymbol für Besserverdienende, die sich das Feinste vom Feinen nehmen können, und Rettungsanker für Schlechterverdienende, die in Zeiten der Rezession mehr essen. Eßgewohnheiten sind verbunden mit nationalen und kulturellen Gepflogenheiten. Und in vielen Kulturen dient die Nahrung auch als Erziehungsmittel. Oft genug wurde jemand „das Maul gestopft" oder Machtworte gesprochen wie: „Es wird gegessen, was auf den Tisch kommt!" Zu allen Zeiten haben Hungerstreiks ihre politische Wirksamkeit und Einflußnahme bewiesen.

Den Ursprung unserer Nahrung haben wir fast aus dem Blick verloren – ganz anders jedoch beim Stillen

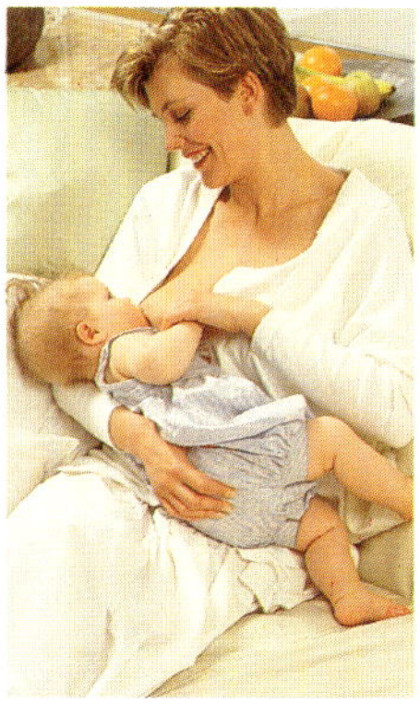

Von Geburt an ist Essen untrennbar mit frühen emotionalen und zwischenmenschlichen Erfahrungen verbunden. Redensarten wie: „Die Liebe geht durch den Magen", „man hat sich satt" oder „zum Fressen gern" drücken den engen Zusammenhang physiologischer und psychologischer Erfahrungen aus.

Im ersten Kontakt eines Menschen mit Nahrung, dem Stillen, gibt die Mutter dem Kind mit der Milch gleichzeitig Wärme, Geborgenheit und menschlichen Kontakt. Fühlt sich das Kind unbehaglich und schreit, ist es darauf angewiesen, daß sich seine Bezugsperson – und dies ist in den meisten Fällen die Mutter – differenziert in seine Empfindungen einfühlt und seine emotionalen und körperlichen Bedürfnisse befriedigt. Reagiert die Mutter aber auf alle Unmutsbezeu-

gungen des Säuglings mit Füttern, kann das Kind später seine Gefühle und Bedürfnisse nicht differenziert wahrnehmen. Es empfindet diese als undeutliches Gefühl und mißdeutet sie als Hunger.
Daher werden bei vielen Menschen Hungergefühle nicht nur aufgrund biologischer Notwendigkeit ausgelöst. Psychische Befindlichkeiten stehen als Auslöser zur Nahrungsaufnahme im Vordergrund. Nach dem Motto „Essen und Trinken hält Leib und Seele zusammen" bekommt Essen oft die Funktion der Ersatzbefriedigung für nicht erfüllte emotionale Grundbedürfnisse. Schon beim Säugling tröstet die Flasche über den Verlust der geliebten Bezugsperson hinweg.
Innerhalb der Familie schaffen gemeinsame Mahlzeiten Geborgenheit und Nähe, und der familiäre Umgang mit der Nahrung prägt auch die Einstellung zum Essen. Traditionell und auch heute noch fällt die Zubereitung der Nahrung in den Zuständigkeitsbereich der Frauen, die aufgrund ihrer nährenden und versorgenden Rolle eine besondere Beziehung zum Essen besitzen.

Gemeinsame Mahlzeiten in der Familie schaffen Geborgenheit, und der Umgang mit der Nahrung prägt die Einstellung zum Essen

Schließen Sie nun für einen Moment die Augen, und denken Sie über folgende Fragen nach:

- Erinnern Sie sich an Begebenheiten, bei denen Sie erste positive Erfahrungen mit Essen gemacht haben?
- Welche negativen Erfahrungen mit Nahrung fallen Ihnen ein?
- Wie wurde in Ihrer Familie mit Essen umgegangen?
- Welche Gefühle verbinden Sie mit Essen?

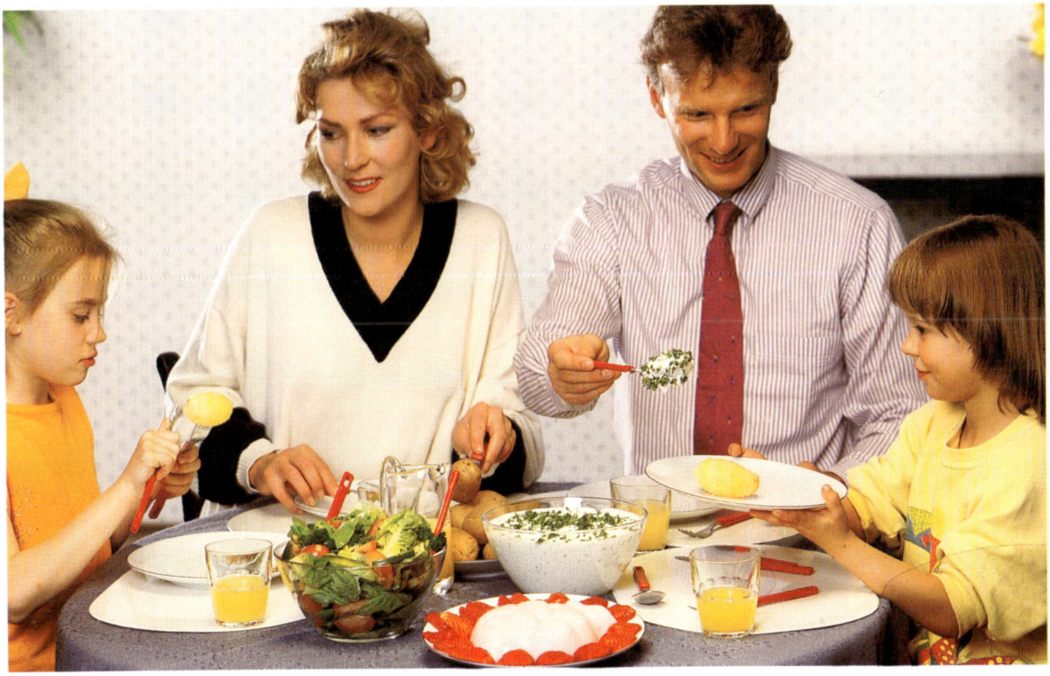

Was sind Eßstörungen?

Viele Menschen reagieren auf emotionale Spannungen mit vermehrtem oder reduziertem Essen. Diese vorübergehenden Eßprobleme sind normale Reaktionen auf einschneidende Erlebnisse des Lebens oder auf Alltagsprobleme. Die Eßprobleme verschwinden dann auch wieder, wenn die Krise gelöst oder die extreme Situation überwunden ist.
Allerdings können sich auch kleinere oder normale Eßprobleme zu einer manifesten Form der Eßstörung entwickeln, wenn sich die veränderte Eßweise verfestigt und sich die Gedanken des betroffenen Menschen nur noch um das Essen, die Nahrungsbeschaffung oder den Kalorienverbrauch drehen. Die Nahrungsaufnahme verliert ihre ursprüngliche Funktion und wird ausschließlich zum Kompensationsmittel für psychische und soziale Probleme. Die Betroffenen binden meist ihre gesamten Lebensenergien in einem ständigen Streben nach der ersehnten Traumfigur.
Der Zusammenhang zwischen Hunger und Sättigung geht verloren, die natürlichen Körpersignale von Hunger und Sättigung sind nicht mehr spürbar. Den Betroffenen ist ein Essen mit Genuß nicht mehr möglich; Essen macht ihnen vielmehr Angst und ist immerzu verbunden mit Schuld- und Schamgefühlen.
Die Entwicklung einer Eßstörung ist nicht abhängig vom äußeren Erscheinungsbild der Betroffenen.

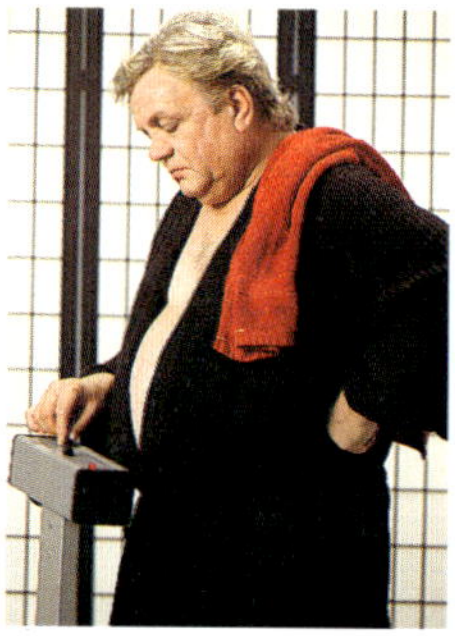

Menschen mit Übergewicht können eine Eßstörung nur schlecht verheimlichen

Sowohl schlanke als auch dicke Personen können unter Umständen eine Eßsucht, eine Anorexia nervosa (Magersucht) oder eine Bulimie (Eß-Brech-Sucht) entwickeln.
Die Formen gestörten Eßverhaltens sind nicht eindeutig voneinander abzugrenzen, denn sowohl Magersüchtige als auch Eßsüchtige können ihr Essen erbrechen, ehemals Magersüchtige können eßsüchtig werden, Eßsüchtige wiederum bulimisch oder magersüchtig. So verschieden die einzelnen Formen sich zeigen – sie haben vieles gemeinsam. Die Betroffenen leiden alle unter dem Druck, sich ständig mit dem Essen beschäftigen zu müssen. Sie leiden unter dem „übermächtigen Hunger" und an der Unfähigkeit, diesen dauerhaft befriedigend zu stillen.
Aufgrund der einseitigen Gewichtung des Essens verlieren die Betroffenen den Kontakt zu sich selbst und zu ihrem Körper, desgleichen auch zu ihrer Umwelt. Sie verheimlichen ihr persönliches Leid und entwerten sich selbst stark. Von Eßstörungen sind überwiegend Frauen betroffen, aber auch Männer leiden zunehmend darunter.
Eßstörungen sind seelisch bedingte Störungen, denn dahinter verbergen sich tieferliegende persönliche Probleme. Die Betroffenen finden oft aus eigener Kraft nicht den Weg aus ihrer Eßstörung heraus; sie benötigen deshalb professionelle Hilfe.

Der Teufelskreis der Diäten

Obwohl inzwischen fast jede Frau weiß, daß niemand allein mit Hungern die Traumfigur erreichen kann, machen Frauen immer wieder Diäten. Der Markt der Schlankheits- und Schönheitsindustrie ist unübersehbar geworden. Immer neue Wünsche und Ängste werden von dieser Branche aufgegriffen und in weiblichen Schönheits- und Schlankheitsidealen Frauen nahegebracht. Da die Mädchen und Frauen diese Ideale nur durch den Preis des ständigen Hungerns erreichen können, hat heute mindestens jede zweite Frau eine Schlankheitsdiät hinter sich. Die meisten beginnen ihre erste Diät in der Zeit des Erwachsenwerdens, der Pubertät.

Frauen beziehen ihren vermeintlichen Selbstwert häufig über Aussehen, Schönheit und Schlankheit. Sie sind deshalb zutiefst verzweifelt, wenn sie dem herrschenden Ideal nicht entsprechen. Die mangelnde eigene Wertschätzung, das Gefühl, nie genügen zu können, und die Suche nach eigener Identität bekommt im Streben nach der Traumfigur eine Form. Schlankheit verspricht Auswege aus jedem Dilemma und wird zum Lebensinhalt für viele Frauen. Sie erliegen dem Trugschluß, daß Schlankheit gleichbedeutend mit Erfolg, Liebe und Gesundheit sei. Um das eigene Leben in den Griff zu bekommen, unterwerfen sich Frauen einer äußeren Kontrolle, den Diäten. Hierin zeigt sich die Tragik der Verwechslung.

Lassen Sie sich deshalb nicht durch leere Versprechungen zu einer Diät überreden, denn sie bringt Ihnen statt Essenslust meist nur Essensfrust ein. Den meisten Reduktionsdiäten ist nämlich folgendes gemeinsam:

Lassen Sie sich nicht durch falsche Versprechungen zu einer Diät überreden, und unterwerfen Sie sich nicht dem Terror des Maßbandes

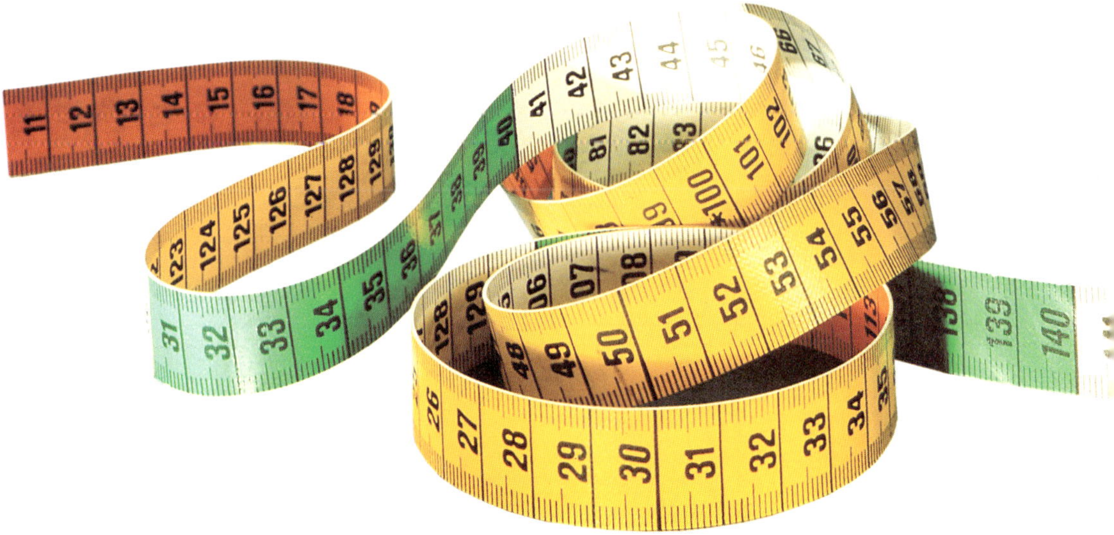

- Sie haben hohe Rückfallquoten.
- Sie unterstützen Zwänge.
- Sie verhindern das Spüren und Wahrnehmen des Hungers.
- Sie zerstören unsere Genußfähigkeit.
- Sie bewirken, daß Frauen ihrem Körper und dessen Selbstregulation nicht trauen können.
- Sie zerstören das eigene Körperbild durch einen ständigen Wechsel von Dick und Dünn.
- Sie bewirken Heißhunger und sind damit wichtige Auslöser für Eßstörungen.
- Sie sind einseitige Ernährungsweisen, die bis hin zu schweren Mangelerscheinungen führen.
- Sie sind meist teuer und machen empfänglich für Manipulationen jeder Art.
- Sie führen zur Selbstentwertung.

Nehmen Sie sich etwas Zeit und beantworten Sie in Ruhe für sich die folgenden Fragen. Seien Sie dabei sich selbst gegenüber so ehrlich wie möglich.

- Wieviel Diäten haben Sie bereits ausprobiert?
- Erinnern Sie sich an die damit verbundenen Gefühle?
- Mit welchen Mißerfolgen hatten Sie zu kämpfen?
- Wieviel Gewicht haben Sie sich durch Diäten abgehungert?
- Wieviel Pfunde waren Sie später schwerer?
- Zu welchen Zeiten waren Ihnen Diäten besonders wichtig?

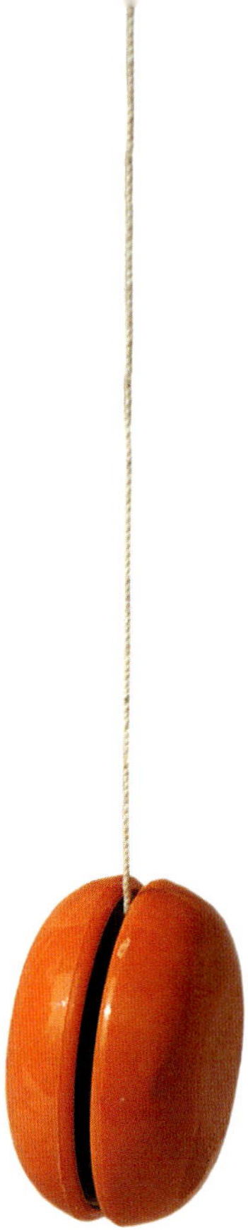

Diäten haben fast immer einen Jo-Jo-Effekt: Nachdem sich das Gewicht reduzieren ließ, schnellt es wieder in die Höhe

Diäten sind Eingriffe von außen in das Gewicht, das sich meist natürlich in einem bestimmten Bereich einpendelt. Das Wissen um die Folgen einer Diät hilft bereits, eine Eßstörung zu verhüten. Zu Beginn erfolgt beim Diäthalten eine Gewichtsabnahme – ein Erfolg, der meist der Qualität einer Diät zugeschrieben wird. Aber der Körper stellt sich rasch auf die knappe Versorgungslage ein. So kommt es nach einiger Zeit trotz sparsamer Kalorienzufuhr zu einem Gewichtsstillstand. Die Betroffene unterbricht deshalb meist ihre Diät, nimmt infolgedessen wieder an Gewicht zu und führt ihre Gewichtszunahme anschließend auf mangelnde Willensstärke oder ihre Unfähigkeit zurück. Aufgrund dieser Selbstentwertung wird nun eine neue, „bessere“ Diät begonnen, mit der man sich einen erneuten Mißerfolg einhandelt. Das Diäthalten wird chronisch, und jede weitere Diät trainiert den Körper auf eine bessere Essensverwertung. Der Körper senkt in seiner Anpassungsfähigkeit den Grundumsatz (Energieverbrauch in Ruhe) ab, um das Überleben zu sichern. Je magerer das Essen, desto sparsamer der Energieverbrauch. Mit jeder weiteren Diät wird die Betroffene also dicker, sie nimmt oftmals übers Ausgangsgewicht hinaus noch zu.

Mehrfachabhängigkeiten

Eßstörungen sind häufig an eine Mehrfachabhängigkeit gekoppelt: Im Versuch, körperlichen und seelischen Hunger zu stillen, greifen viele Betroffene zu Suchtmitteln wie Alkohol, Nikotin und Psychopharmaka. Viele eßgestörten Frauen und Männer sind abhängig von hohen Dosen Abführmitteln, Appetitzüglern, harntreibenden Mitteln und Entwässerungstabletten. Diese Präparate dienen dazu, unkontrolliertes Essen zu vermeiden oder eine drohende Gewichtszunahme zu verhindern. Alle diese Mittel, auch die Mittel pflanzlicher Herkunft, greifen jedoch tief in den Stoffwechsel ein. Als „harmlose Verdauungshilfen" vermarktet, bewirken sie dennoch schwere gesundheitliche Schäden, deren Folgen auf lange Sicht nicht zu unterschätzen sind.

Nehmen Sie sich etwas Zeit und beantworten Sie sich selbst in Ruhe, offen und ehrlich die folgenden Fragen:

- Wie gehen Sie mit Genuß- und Suchtmitteln wie Alkohol, Nikotin und Psychopharmaka um?
- Bei welchen Gelegenheiten greifen Sie zu diesen Mitteln?
- Sehen Sie einen Zusammenhang zum Essen?
- Wann steigern Sie die Dosis?
- Welche körperlichen Folgen spüren Sie aufgrund der Einnahme von Abführmitteln?

Gegen gelegentliche Genüsse ist nichts einzuwenden, doch auch hier gilt: Alles in Maßen!

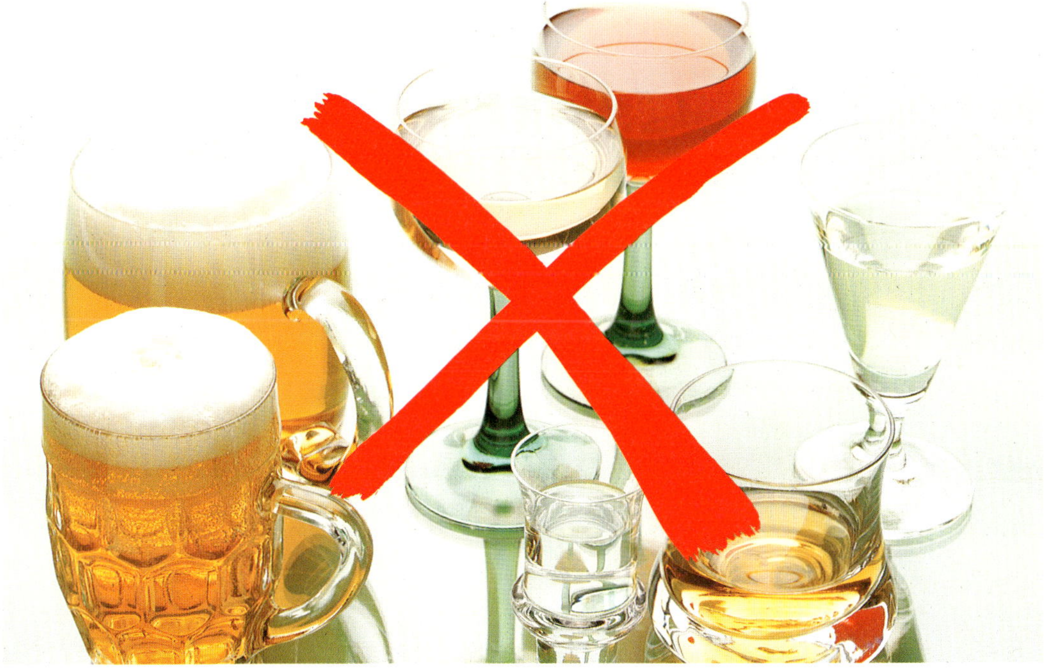

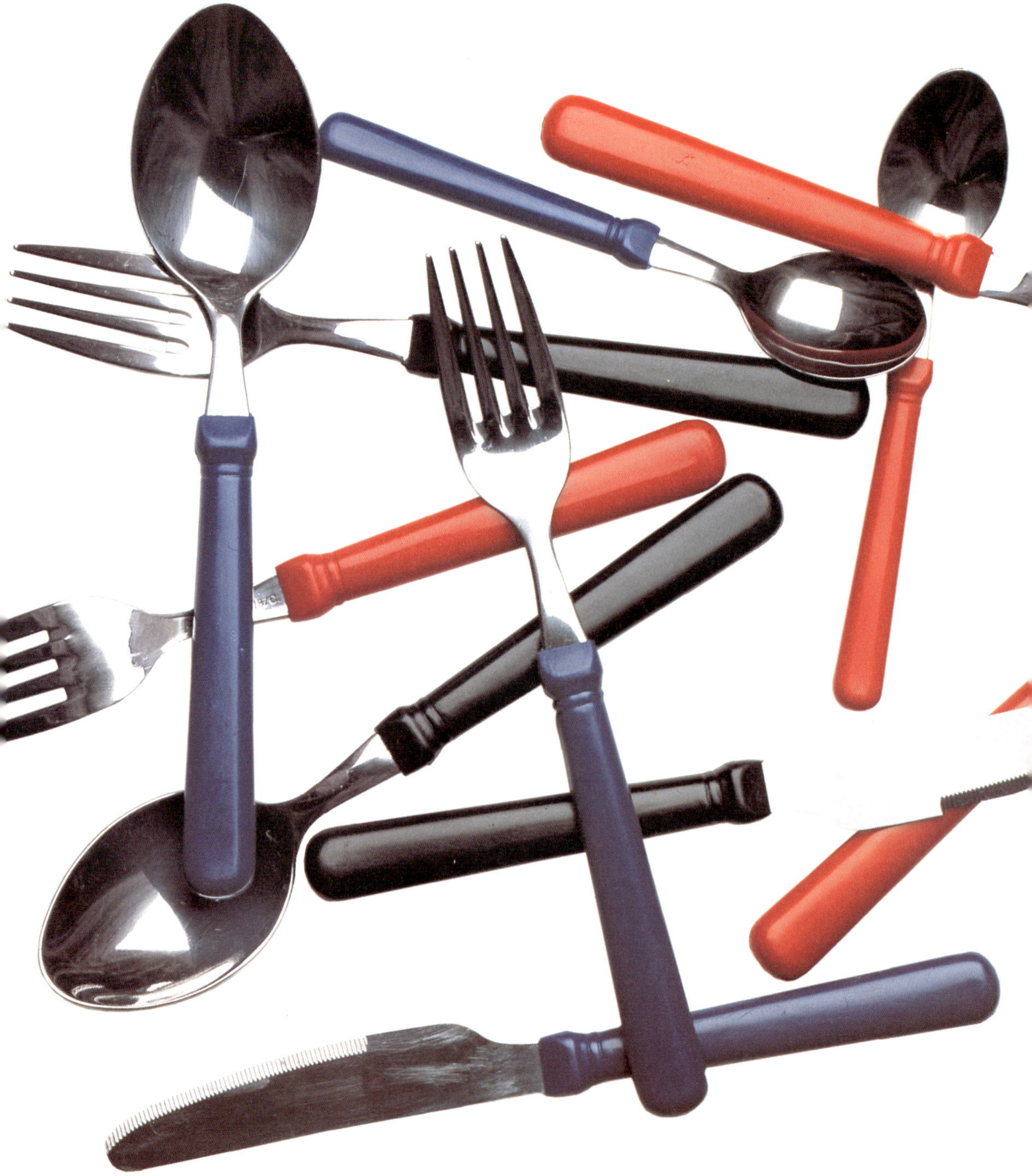

Ausprägungen der Eßstörungen

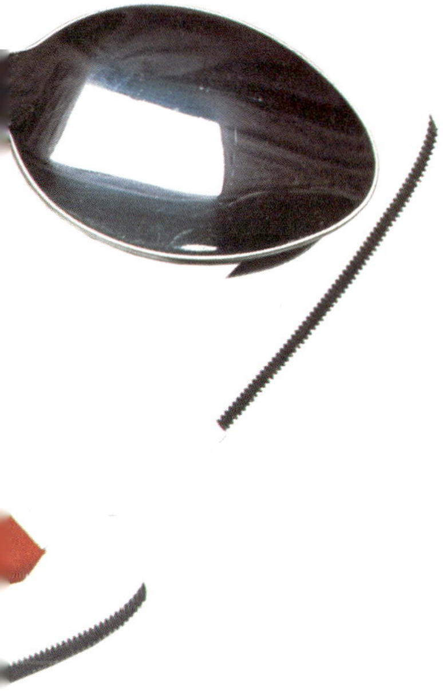

Wenn man von Eßstörungen redet, ist im allgemeinen nicht ein einziges homogenes Krankheitsbild gemeint, vielmehr zeichnen sich gerade die Eßstörungen dadurch aus, daß es verschiedene Formen und Ausprägungen gibt. So unterscheidet man zwischen

- **Magersucht (Anorexia nervosa),**
- **Bulimie (Eß-Brech-Sucht)**
- **und Eßsucht.**

Unterschiede im Krankheitsbild treten auch auf, wenn wir verschiedene Altersstufen sowie Frauen und Männer betrachten.

Magersucht – Anorexia nervosa

GUNDULA MOHR

Sicher kennen Sie Bilder des Fotomodells Twiggy, das Ende der 60er Jahre so viele Frauen in ihren Bann zog. Twiggy, die mit ihrer superdünnen Figur so erfolgreich war.

Ihr Erscheinungsbild war wirklich aufsehenerregend, rief aber auch Unverständnis und manchmal sogar Mitleid hervor. Twiggy war die erste, die ihre Krankheit vermarktete.

Sie kreierte dabei geradezu einen neuen Typ, den Typ der knabenhaften Frau, der man das Frausein kaum noch ansah. Der Zeitpunkt des Erfolgs dieser Frau war kein Zufall: Seit den 50er Jahren nahm die Zahl der Magersüchtigen ständig zu. Twiggys Erscheinen brachte ein Problem, unter dem immer mehr Frauen litten, in die Öffentlichkeit.

Magersüchtige Frauen – von Frauen wird in diesem Kapitel vorwiegend die Rede sein, da wir den Männern ein eigenes Kapitel gewidmet haben – sind für ihre Umgebung oft faszinierend; sie erscheinen zielstrebig, leistungsbewußt und erfolgreich. Doch je mehr die Krankheit fortschreitet, um so mehr schlägt dieses positive Bild um; die Betroffenen rufen durch ihr immer erschreckenderes Aussehen alle Formen von Helfertum hervor, bewirken aber auch Rückzug und Distanz der Umwelt, die sich durch den Anblick der Magersucht zunehmend abgestoßen und überfordert fühlt.

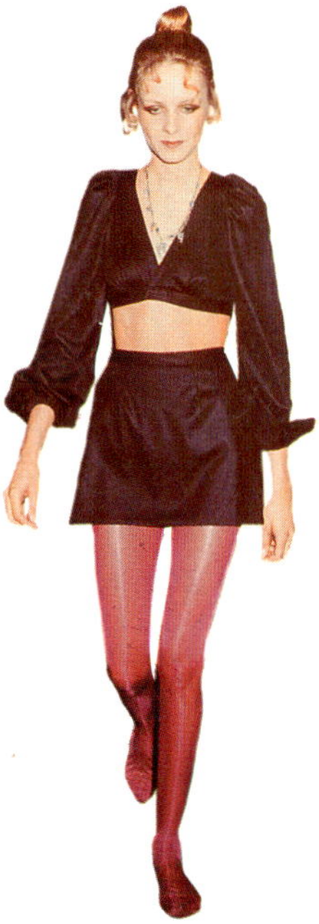

Das Fotomodell Twiggy wurde unter anderem durch ihren superdünnen Körper bekannt

Magersüchtige versuchen Hunger und Appetit zu überwinden und setzen Kontrolle an Stelle des menschlichen Grundbedürfnis zu essen. Sie reduzieren das Essen auf ein Minimum und kontrollieren ständig die Gewichtsabnahme, die sie häufig durch Abführmittel unterstützen. Auch der Sport dient diesem Ziel: Magersüchtige nutzen exzessives Muskeltraining, um möglichst viele Kalorien zu verbrauchen. Häufig verbringen sie Stunden mit Trainingsformen wie Hantelübungen, Liegestützen, Kniebeugen, Joggen, Aerobic oder Radfahren.

Obwohl Magersüchtige die Nahrungsaufnahme weitgehend verweigern, beschäftigen sie sich geistig ständig mit dem Essen. Sie sind nicht appetitlos, wie das Wort Anorexie vorgibt, sondern sie leiden Hunger, den sie aber hartnäckig leugnen. Das Denken der Betroffenen kreist nur noch ums Essen oder besser ums Nichtessen und läßt die Auseinandersetzung oder Beschäftigung mit anderen wesentlichen Dingen nicht mehr zu. Um ihr Hungergefühl zu vertreiben, trinken Magersüchtige oft Unmengen von Mineralwasser, Tee oder Kaffee oder kauen Kaugummi.

Eine andere Art, den Hunger zu bewältigen, besteht darin, daß sich die Magersüchtige lange in Lebensmittelabteilungen aufhält, Nahrungsmittel und Süßigkeiten in die Hand nimmt, sich quasi satt schaut, und sie dann wieder weg-

legt. Magersüchtige kochen häufig für andere, wälzen Kochbücher, tauschen Kochrezepte aus, animieren andere, zu essen, um nicht selber essen zu müssen. Wenn Magersüchtige in der Gesellschaft von anderen essen müssen, schieben sie das Essen häufig auf dem Teller hin und her oder sie lassen es irgendwie verschwinden – aus der panischen Angst heraus, wirklich etwas schlucken zu müssen und dabei die Kontrolle zu verlieren, die sie sich so mühsam erkämpft haben.
Die Kontrolle gibt Magersüchtigen die Stärke, sich über alle Bedürfnisse hinwegzusetzen, diese nicht zuzulassen, und sie gibt ihnen das Gefühl, etwas Besonderes, ganz Außergewöhnliches zu sein, und damit über allen anderen zu stehen. Dieses Gefühl ist das einzige, was Magersüchtige sich zugestehen.
Die Kontrolle über den eigenen Körper mit seinem Gefühlsleben und seinen Bedürfnissen ist ein Kampf um persönliche Autonomie. Die Magersüchtige versucht oft, durch Disziplinierung ihrer Gefühle und vermeintlich niedrigen Bedürfnisse und auch durch deren Überwindung ihr Leben zu verändern und ein besserer Mensch zu werden. Sie verweigert nicht nur die Nahrung, sondern auch Abhängigkeit, Kommunikation und Fürsorge. Ein Leben ohne Kontrolle über sich selbst kann sie sich deshalb kaum vorstellen.
Es ist aber nur eine Frage der Zeit, bis eine Magersüchtige die Kontrolle über sich nicht mehr aufrechterhalten kann. Die ständige Unterdrückung des Hungergefühls läßt den Wunsch nach Essen immer stärker werden. Aus Hunger wird Heißhunger, und die Magersüchtige fühlt sich von einer Freßattacke überwältigt. Voller Ekel vor sich selbst versucht sie, das Essen wieder loszuwerden: durch Erbrechen oder Mißbrauch von Abführmitteln und Medikamenten, die ausschwemmende Wirkung haben. Dem Organismus werden auf diese Weise weiter lebensnotwendige Stoffe entzogen. Magersüchtige verfallen immer wieder einmal in solche Phasen. Für einige sind sie aber auch der Beginn einer Bulimie (siehe Seite 27 bis 36).

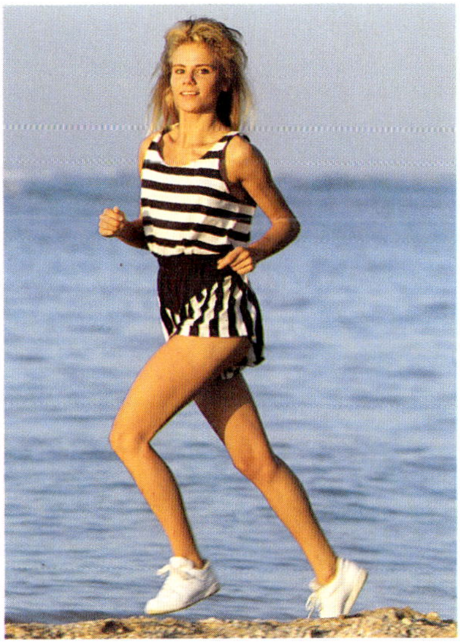

Sport zu treiben ist gesund und macht Spaß – als Mittel zur Gewichtsabnahme ist es allerdings nicht geeignet

Aus folgenden Gründen können bei Magersüchtigen Heißhungerattacken auftreten:
- In Konfliktsituationen,
- bei Gefühlen von Leere, Langeweile und Einsamkeit,
- nach Kränkungen und Enttäuschungen,
- aus Gewohnheit.

Die Folgen der Magersucht

Chronische Mangelernährung läßt die Betroffenen in wenigen Monaten extrem abmagern, sie verlieren mehr als 25 Prozent ihres ursprünglichen Körpergewichts, und sie hungern weiter, um immer dünner zu werden. Dies hat meist körperliche Folgen:

- Konzentrationsstörungen,
- Überempfindlichkeit gegenüber Licht und Geräuschen,
- starke Kälteempfindlichkeit und Blaufärbung der Extremitäten durch verminderte Durchblutung,
- Schlafstörungen,
- Magen-Darm-Beschwerden,
- Ausbleiben der Menstruation,
- Herz- und Kreislaufbeschwerden (etwa ein Puls von 60 Schlägen pro Minute und weniger),
- Sinken des Blutzuckerspiegels,
- gravierende Zahnschäden,
- flaumige Körperbehaarung (Lanugo-Haar).

Noch gefährlicher sind Veränderungen der inneren Organe. Die Betroffenen werden diese Veränderungen zunächst nicht wahrnehmen, denn sie sind nicht mit einem Krankheitsgefühl verbunden. Herz, Leber, Nieren, Muskulatur und Gehirn können bei fortschreitender Magersucht schrumpfen und werden irreparabel geschädigt.
Vielleicht haben Sie das eine oder andere Symptom bei sich auch schon einmal bemerkt, es aber nicht mit einer eventuellen Magersucht in Verbindung gebracht oder es auch für eine vorübergehende Erscheinung gehalten. Magersüchtige neigen dazu, körperliche Symptome zu ignorieren, und versuchen, sie durch noch härtere Maßnahmen zu überwinden. Auf jeden Fall tun die meisten Betroffenen alles, um ihre Krankheit vor Familienangehörigen, Freundinnen oder Klassenkameradinnen zu verbergen – aber auch vor Ärzten. Dies ist ein Grund dafür, daß die Diagnose Magersucht oft erst sehr spät gestellt wird. Wenn Sie aber eines oder mehrere Symptome aus der genannten Liste – vorübergehend oder dauerhaft – bei sich wahrgenommen haben, sollten Sie einen Arzt aufsuchen. Auch wenn Sie sich erstaunlich leistungsfähig und aktiv fühlen, wächst durch eine mangelnde Ernährung täglich die Gefahr schwerer Organschäden mit irreparablen Folgen für Körper und geistige Leistungsfähigkeit. Starkes Untergewicht bringt darüber hinaus auch in akute Lebensgefahr: sechs bis zehn Prozent der Magersüchtigen sterben an den Folgen ihrer Unterernährung.

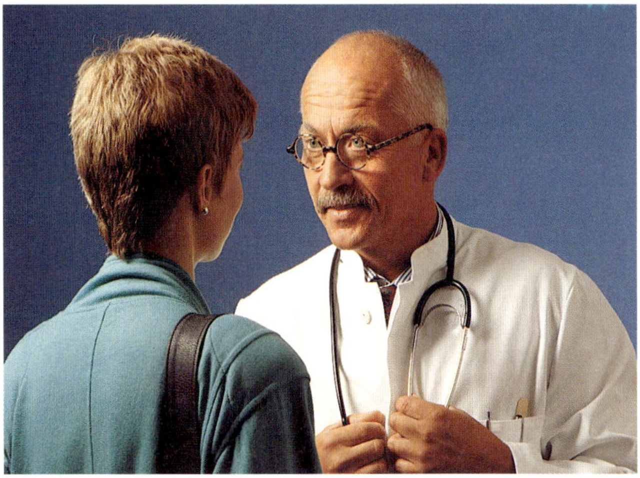

Sprechen Sie mit Ihrem Arzt, wenn Sie Symptome aus der nebenstehenden Liste bei sich feststellen

Essen hat in unserer Gesellschaft einen hohen Stellenwert: Es ist verbunden mit Kommunikation,

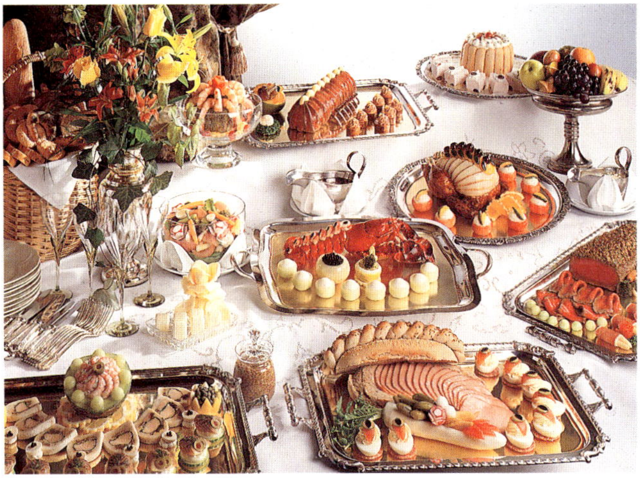

bedeutet Kontakt mit Freunden und Freundinnen sowie mit Kollegen und Kolleginnen, es steht im Mittelpunkt von Familienfesten und Betriebsfeiern. Diese soziale Bedeutung des Essens läßt Magersüchtige schnell ins gesellschaftliche Abseits geraten. Ihre Verweigerung fällt auf, läßt sich nicht lange verbergen und wird hinter dem Rücken der Betroffenen zum Gesprächsthema. Vielleicht interpretieren Freundinnnen und Kollegen die phantasievollen Ausreden bei Einladungen noch wohlwollend – irgendwann aber wird die Selbstausgrenzung der Magersüchtigen Ablehnung auslösen, und man wird sie ganz einfach abschreiben. Je mehr sie in die Isolation gerät, um so mehr wird sich ihre Euphorie und ihr Überlegenheitsgefühl in Depression verwandeln. Aus Freiheit und Unabhängigkeit wird Einsamkeit und zunehmende Verzweiflung.
In solch einer Situation können plötzliche Veränderungen der Lebensumstände, vor allem aber die tiefe Krise, die aus der sozialen Isolation entsteht, zur Aufgabe der akuten Magersucht führen. Ganz ohne psychotherapeutische Behandlung gelingt dieser Schritt allerdings nur selten.
Je länger aber der Teufelskreis der Magersucht anhält, um so wahrscheinlicher ist es, daß die Anorexie chronisch wird. In etwa einem Drittel der Fälle ist das so. Die Betroffenen arrangieren sich mit ihrer Lebenssituation und halten dauerhaft ein Gewicht, das knapp über der lebensbedrohlichen Grenze liegt.
Wenn Sie zu dieser Gruppe gehören, ist es möglich, daß Sie Ihre Situation anders erleben, als es oben beschrieben wurde. Es kann sein, daß Sie kein Gefühl der Euphorie und der Überlegenheit mehr empfinden, sondern wahrnehmen, daß Ihr Eßverhalten unnatürlich ist und Sie Ihr Essen nicht genießen können. Sie wissen möglicherweise, daß Sie an chronischer Unterernährung leiden, aber Sie können sich dennoch nicht vorstellen, ein höheres Gewicht für sich zu akzeptieren.
So wie Ihnen geht es vielen chronisch magersüchtigen Frauen. Oft werden sie in einer akuten Phase medizinisch behandelt und nach einigen Wochen außerhalb unmittelbarer Lebensgefahr als geheilt wieder sich selbst überlassen. Wenn man aber die seelischen Ursachen, die die Magersucht ausgelöst haben, nicht bearbeitet, dann wird die Magersucht meist chronisch – zumindest aber besteht die Gefahr, in schwierigen Lebenssituationen einen Rückfall zu erleiden.

Essen hat bei uns einen hohen Stellenwert und steht im Mittelpunkt von Festen und Feiern

Ursachen und Auslöser der Erkrankung

Häufig beginnt die Krankheit mit einer Diät. Eltern, die selbst Wert auf eine schlanke Figur legen und sich selbst um Gewichtsabnahme bemühen, unterstützen oft die ersten Diätversuche ihrer Kinder. Wenn aber deren Untergewicht lebensbedrohlich wird, schlägt das Verhalten der Eltern von Unterstützung in Kontrolle und Druck um. Die restliche Umwelt geht auf Distanz, weil sie den mageren Körper nicht mehr aushalten kann. Das vormals brave Kind kann die Hungerwelt nicht mehr verlassen und gerät immer weiter in die Isolation.

Aber die Diäten allein sind nicht das einzige Ereignis, das eine Magersucht auslöst. Es muß schon eine ganze Reihe von Faktoren zusammenkommen, bis eine Magersucht ausbricht.

Die Pubertät ist eine Umbruchsituation, die alle Heranwachsenden in eine Krise stürzt. Gewohnte Ordnungen gehen in die Brüche, das ganze bisherige Leben verändert sich: Das Mädchen muß akzeptieren, eine Frau zu werden, sich allmählich von den Eltern zu lösen und neue Beziehungen außerhalb der Familie aufzunehmen. Die Suche nach anderen Werten und einem neuen Selbstbild beginnt. Die körperliche Entwicklung, für jeden sichtbar, macht den Konflikt beinahe öffentlich. In der Magersucht sieht die Betroffene einen Weg, diesen Prozeß zu stoppen, Kind zu bleiben oder wieder zum Kind zu werden.

Wenn auch Sie diesen Weg gehen, dann kann es sein, daß eine der beiden folgenden Beschreibungen auf Sie zutrifft:

- Sie haben Ihre Mutter als unglückliche Frau erlebt, abhängig von einer Welt der Männer, und Sie möchten dieses traditionelle Frauenbild für sich nicht übernehmen. Sie wissen aber nicht, wie Sie zu einer anderen Rolle finden sollen.
- Sie haben Ihre Kindheit in einer harmonischen Familie verbracht, die Ihnen aber wenig eigenen Raum ließ. Sie haben deshalb nicht gelernt, daß es auch in engen Beziehungen Konflikte, persönliche Unterschiede und gegensätzliche Wege gibt.

Eine neue Lebenssituation (in der Pubertät, aber auch in späteren Umbruchphasen) macht Ihnen dann aufgrund Ihrer Erfahrungen

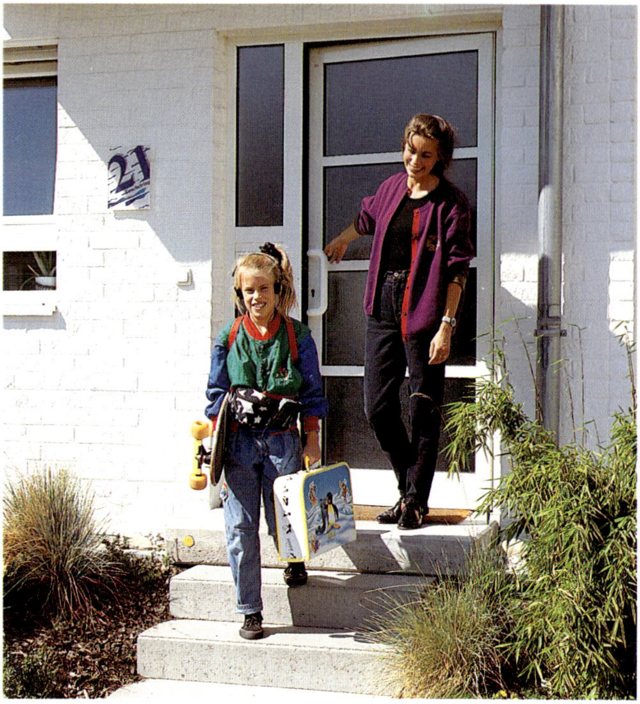

Das Verhältnis zur Mutter spielt eine große Rolle für die Entwicklung des Mädchens in der Pubertät

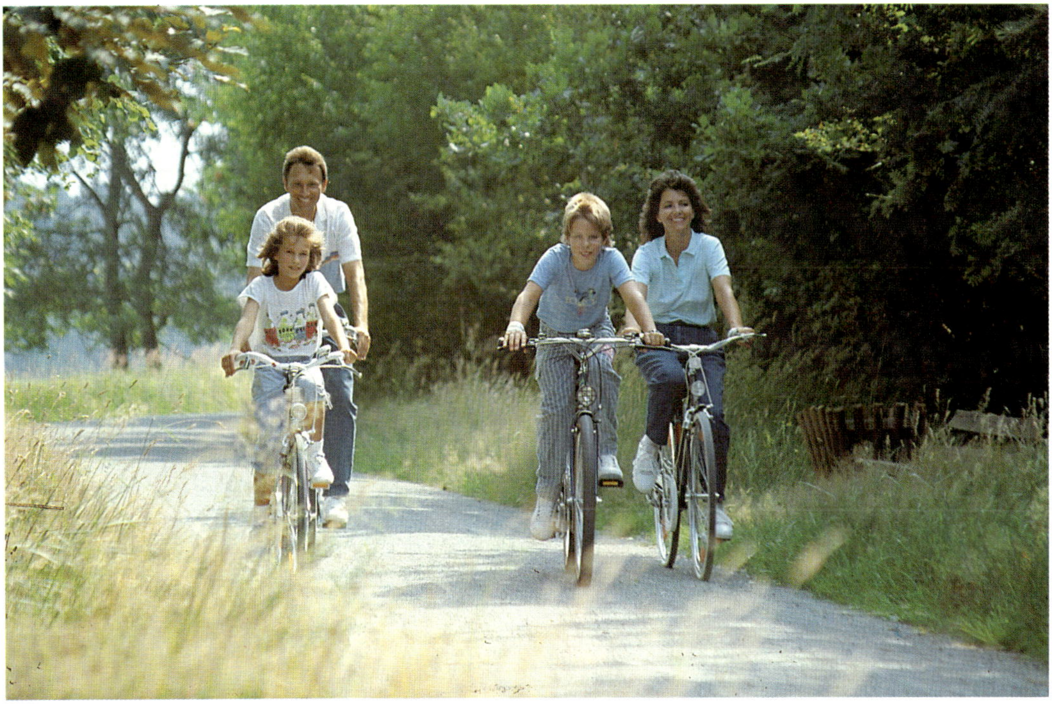

Angst und bringt Sie in eine unlösbare Spannung. Die Magersucht erscheint als Lösung dieses Rollenkonflikts – eine Lösung im Stil der Zeit. Denn täglich hämmern die Medien uns Frauen ein, daß wir schlank zu sein haben, wenn wir erfolgreich sein wollen. Wer von uns schlank ist, so scheint es, weiß, was sie will, und wird ihren Weg machen. Schlank sein und schlank bleiben verlangt aber eine enorme Kontrolle – denn wir leben mit einem Überangebot an Nahrung – eine Kontrolle, die Stärke voraussetzt, Überlegenheit und Konsequenz. Eigenschaften, die uns gerade in schwierigen Lebenssituationen fehlen und die uns deshalb als ideal erscheinen.
Wenn Sie magersüchtig sind, dann sind Sie diesem Ideal bereits sehr

In einer harmonischen Familie sollte jedes einzelne Mitglied auch Raum für seine eigenen Bedürfnisse finden

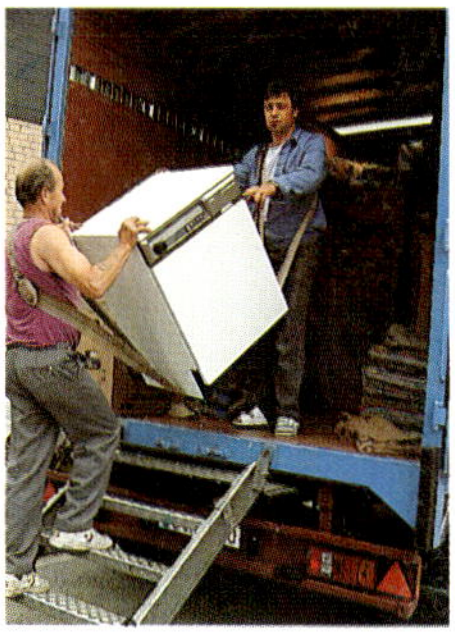

nahe gekommen: Sie sind stark, Sie sind konsequent, Sie setzen durch, was Sie sich vorgenommen haben. Und dafür bewundert man Sie! Nur haben Sie Ihre ganze Kraft gegen sich selbst gerichtet.
Die oben erwähnten Punkte sind aber nicht die einzigen Ursachen für eine Magersucht. Weitere Auslöser für die Entstehung dieser Krankheit können wichtige Ereignisse im Leben sein, zum Beispiel:

- Der Abschluß der Schule.
- Die Ablösung von den Eltern.
- Der Verlust einer wichtigen Bezugsperson.
- Die weitgehende Veränderung vertrauter Bedingungen (etwa durch einen Umzug).
- Sexuelle Erlebnisse.
- Probleme in der Schule oder im Beruf.

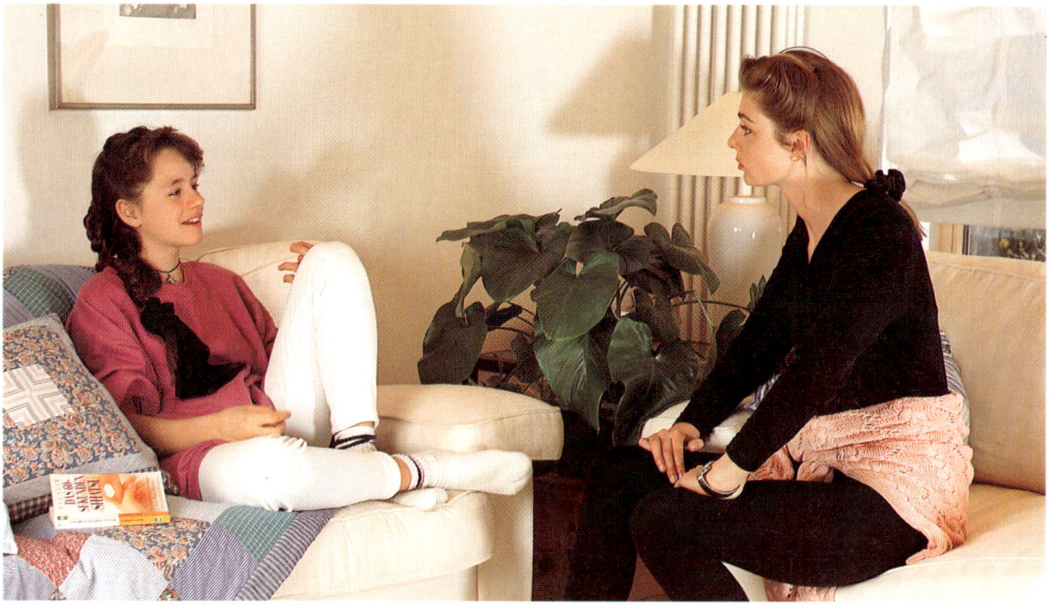

Alle diese Ereignisse können als Auslöser für eine Magersucht wirken, weil die Betroffenen nicht gelernt haben, wie sie mit diesen Konflikten umgehen sollen. Welche Ursachen in Ihrem persönlichen Fall zutreffen, können Sie aber nur im Verlauf einer Therapie klären – versuchen Sie, auf diese Weise herauszufinden, warum Sie diesen Weg gewählt haben.

Auch in engen Beziehungen sind nicht immer alle gleicher Meinung – Konflikte auszutragen, ist für alle Beteiligten wichtig

Familiäre Aspekte

Es gibt natürlich nicht *die* Familie, aus der magersüchtige Mädchen hervorgehen. Aber es gibt einige fast durchgängig auftretende Merkmale, die trotz der Unterschiedlichkeit der Familiengeschichte auftauchen können: Die meisten Magersüchtigen kommen aus ganz normalen Familien mit meist traditionellen Wertvorstellungen wie Leistung, Ordnung und Pflichtbewußtsein. Die Töchter sind brav, zuvorkommend und hilfsbereit. Sie tun alles, was von ihnen verlangt wird, ohne die Beherrschung zu verlieren oder ein Widerwort zu geben; in der Schule zeigen sie gute bis sehr gute Leistungen. Vernunft wird in diesen Familien hoch bewertet, Konflikte trägt man jedoch selten direkt aus. Emotionalität wird eher abgewertet, dagegen ist die Harmonie in der Familie wichtig – es gibt eigentlich nichts Eigenes, kein Ich, sondern nur ein Wir. Einflüsse von außen gelten in diesen Familien als bedrohlich. Die Rollen der Eltern sind klar verteilt: Der Vater ist der Ernährer, die Mutter zeichnet für das Familienleben verantwortlich und hat nicht selten zu Beginn ihrer Ehe auf eigene Berufswünsche und auf ökonomische Unabhängigkeit verzichtet.
Aus der Sicht der Magersüchtigen sieht die „störungsfreie" Kindheit ganz anders aus. Sie war ständig

bemüht, das Richtige zu tun, und hat sich dabei häufig damit überfordert, pflichtbewußt und vernünftig zu sein. Sie hungerte, nach Anerkennung, die sie mit Liebe verwechselte. Vielleicht befürchtete sie auch, ihre Mutter enttäuscht zu haben, weil sie „nur" ein Mädchen ist, und bemühte sich deshalb, überdurchschnittlich erfolgreich zu sein, um so eine Existenzberechtigung zu haben.
Viel zu oft fühlte die Betroffene sich dafür verantwortlich, daß es ihren Eltern gutging. In dem Bemühen, anderen zu gefallen, hat sie den Kontakt zu ihren eigenen Gefühlen verloren. Sie fühlte sich selbstsüchtig, wenn sie eigene Wünsche wahrnahm. Sie konnte ihre Autonomiebestrebungen nicht ausleben, weil sie verinnerlicht hat, ihre Bedürfnisse denen der Familie unterzuordnen. Durch die ungenügende Abgrenzung der Familienmitglieder untereinander konnte sie nicht lernen, daß ihr Körper ihr gehört oder wie sie ihre Gefühle und Bedürfnisse zum Ausdruck bringen sollte. Ihre Möglichkeit, nein zu sagen, lag in der Essensverweigerung. Für sie war es eine Art Schutz, um sich gegen noch mehr Ansprüche von außen wehren zu können.

Magersüchtige brauchen Hilfe
Die meisten Magersüchtigen haben von sich selbst nicht den Eindruck, daß sie krank und damit behandlungsbedürftig sind. Im Gegenteil, sie sehen es ja gerade als Leistung und Erfolg an, daß sie ihre Bedürfnisse überwinden können! Außerdem sind sie der Überzeugung, daß nur sie selbst ihre

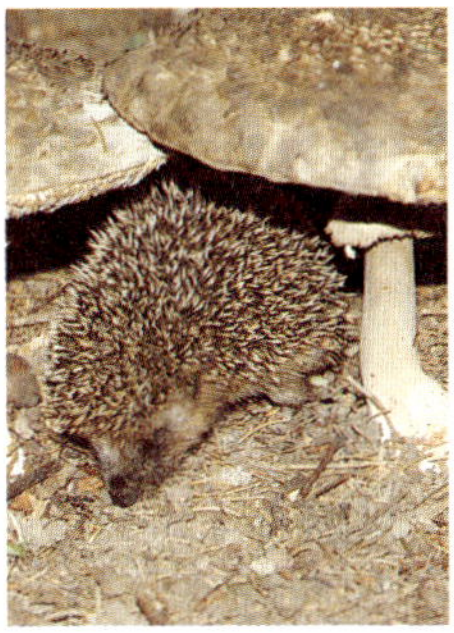

Falls Sie Ihrem Gewicht zu viel Gewicht geben, igeln Sie sich nicht ein, sondern lassen Sie sich helfen

Probleme lösen können. Deshalb wird der Gang zum Arzt lange verschoben. Aber auch die Eltern der Betroffenen unterschätzen häufig die Notwendigkeit einer Behandlung, weil sie glauben, daß ihre Tochter sich nur in einer vorübergehenden Krise befände und die Familie ihre Schwierigkeiten ohne Hilfe von außen lösen könnte. Hinzu kommt, daß heute immer noch in den meisten Familien eine eher therapiefeindliche Haltung herrscht, da die Behandlung mögliche Probleme aufdeckt, wogegen sich die Familie jedoch häufig schützen möchte. Die Magersucht ist aber eine schwere psychische und körperliche, also psychosomatische Erkrankung, die lebensgefährlich und deshalb unbedingt behandlungsbedürftig ist! Scheuen Sie sich deshalb nicht, gegebenenfalls den Schritt in die Behandlung zu tun.

Magersüchtige sind immer wieder hin- und hergerissen von dem Wunsch, etwas in ihrem Leben ändern zu wollen, und dem inneren Zwang, bei ihrem gewohnten Verhalten zu bleiben.
Vielleicht erschien auch Ihnen die Magersucht immer wieder als eine Art Rettung. Aber um den Problemen wirklich auf den Grund zu kommen, sollten Sie sich erlauben, eingefahrene Verhaltensweisen, Ansichten und Einstellungen neu zu reflektieren. In einer Psychotherapie können Sie Ihre Gefühle, Wahrnehmungen und Erinnerungen wiederentdecken. Die Behandlung unterstützt Sie dabei herauszufinden, was sich hinter Ihrer Magersucht verbirgt und warum

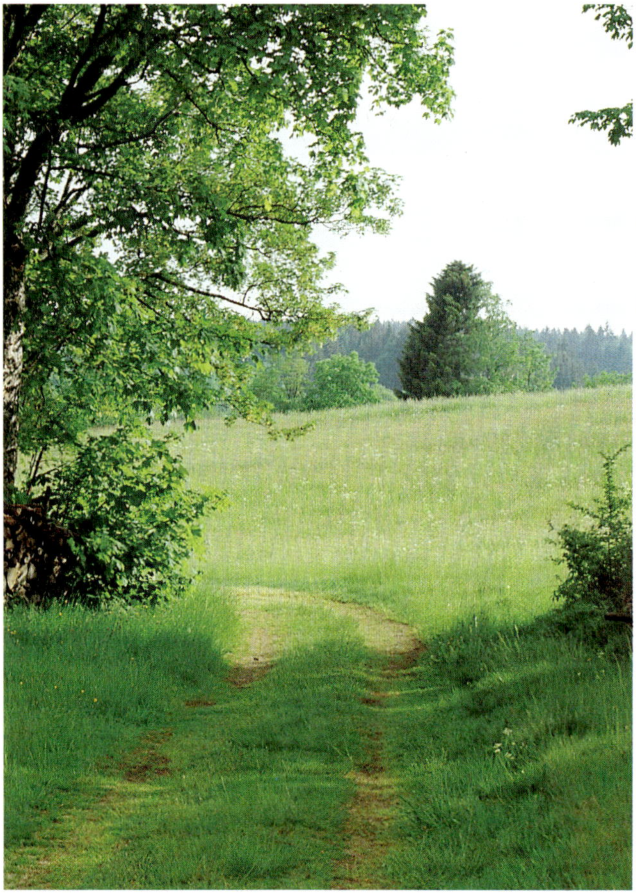

Sie diesen Schutz so lange brauchten. In bestimmten Lebensphasen sind Schutzmechanismen so lang notwendig, bis wir neue Entwürfe und Strategien entwickelt haben, um mit veränderten Situationen zurechtzukommen. Die Entscheidung liegt natürlich bei Ihnen, ob Sie bereit sind, sich auf neue Erfahrungen einzulassen.
Vielleicht sind Sie davon überzeugt, daß Sie diese Erfahrungen nicht brauchen, daß Sie mit Ihrer Magersucht einen Weg gefunden haben, der alle Ihre Probleme löst. Vielleicht fühlen Sie sich im Moment auch sehr stark und sind deshalb der Überzeugung, keine Hilfe zu brauchen. Gleichzeitig wird Ihnen mehr und mehr auffallen, daß Sie schon sehr lange daran glauben, es allein zu schaffen. Insgeheim hoffen Sie vielleicht darauf, Ihr Leben regeln zu können, ohne Ihre Magersucht aufgeben zu müssen. Leider haben alle Versuche, die Magersucht nur durch eine medizinische Behandlung zu lösen, keinen Erfolg. Ebensowenig hilfreich ist es, dieses Problem in der Familie (wo es entstanden ist) oder sogar allein bewältigen zu wollen.

Eine Therapie kann Sie auf einen Weg bringen, den Sie sich jetzt wahrscheinlich noch gar nicht vorstellen können

Es ist deshalb dringend ratsam, eine Therapie zu wagen, die Ihnen helfen kann, Ihre Magersucht wirklich aufzugeben. Neue Verhaltensweisen, die Sie in der Therapie erproben werden, können Sie auf einen Weg bringen, den Sie sich jetzt wahrscheinlich noch nicht einmal vorstellen können. Natürlich ist es so, daß neue Wege mit vielen Ängsten vor Veränderungen verbunden sind – mit Ängsten, die Kontrolle zu verlieren oder sich einer anderen Person auszuliefern, Vertrautes aufgeben oder die Eltern in Frage stellen zu müssen. Vielleicht haben Sie auch Angst, während einer Therapie vollgestopft zu werden, unverhältnismäßig zunehmen zu müssen. Oder Sie fürchten ganz einfach eine Blamage.
Dazu ist zu sagen: Auch wenn Sie sich in eine Therapie begeben, haben ausschließlich Sie selbst die Verantwortung über Ihren Körper und über Ihr Leben. Niemand kann und wird Sie zwingen, etwas gegen Ihren eigenen Willen zu tun.

Bulimie – Eß-Brech-Sucht

Gisela Graf-Scheffl

Bulimie ist eine Form von Eßstörung, die sich in Heißhungerattakken mit Freßanfällen äußert und meist Frauen betrifft – zur Bulimie bei Männern finden Sie auf den Seiten 68 bis 70 nähere Erläuterungen, in diesem Artikel geht es nur um bulimische Frauen.

Die Frau verspürt häufig ein übermäßiges Verlangen zu essen und stopft innerhalb einer kurzen Zeitspanne wahre Unmengen von Nahrung in sich hinein: Bis zu 30 000 Kalorien pro Anfall! Nach einer solchen Heißhungerattacke erfolgt bei der überwiegenden Mehrheit der betroffenen Frauen ein selbstherbeigeführtes Erbrechen, oder sie versuchen, durch die Einnahme von Entwässerungs- oder Abführmitteln, durch strenges Fasten, strenges Diäthalten sowie durch extreme sportliche Betätigung eine Gewichtszunahme zu verhindern. Solche Attacken können bis zu sechsmal täglich oder auch nur ein- bis zweimal in der Woche auftreten. Die bulimische Frau fühlt sich in einem zyklischen Eßverhalten gefangen, welches sie nicht mehr kontrollieren kann, einem Teufelskreis von Essen und Erbrechen oder Essen und Hungern, dem sie scheinbar nicht entrinnen kann.

Wie kann sich Bulimie entwickeln?

Eine solche Störung im Eßverhalten kann ganz unauffällig und schleichend beginnen. Anfangs gibt es häufig Phasen, in denen Diäten eingehalten oder vermeintlich harmlose Abführmittel eingenommen werden, sowie gelegentliches Fressen und Erbrechen. Insgesamt hat die Frau aber noch die Kontrolle über sich, und die Diät- und Freß-Brech-Perioden sind Unterbrechungen eines sonst durchweg normalen Lebens.

Die Betroffene versucht, möglichst ohne großen Aufwand, eine Gewichtszunahme zu verhindern, und hat mit ihrem Erbrechen scheinbar eine Lösung für ihr Gewichtsproblem gefunden.

Doch was so harmlos aussah, kann sich schnell ins Gegenteil verwandeln und bedrohlich werden. Die im Anfall verschlungenen Nahrungsmengen werden größer,

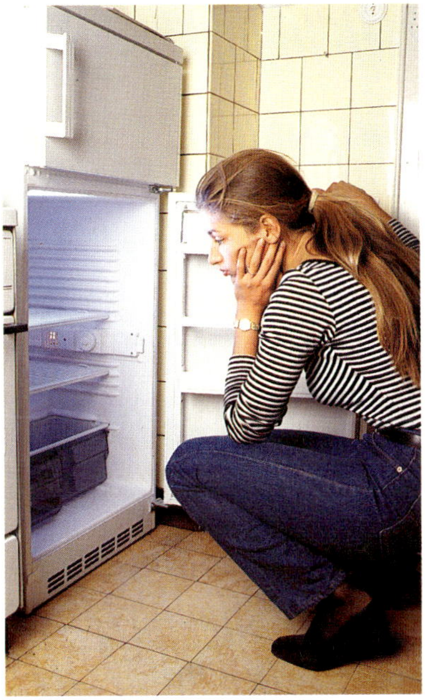

Bulimische Frauen stopfen bei einem Freßanfall in kürzester Zeit wahre Unmengen an Nahrung in sich hinein

das Erbrechen erfolgt häufiger, und die Kontrolle über ihr Verhalten entgleitet der betroffenen Frau mehr und mehr. Die Waage rückt zunehmend in den Mittelpunkt des Lebens, und alles beginnt, um Essen und das Körpergewicht zu kreisen.
Anette, eine betroffene Frau, hat das so beschrieben:
„Ich wache auf mit dem Gedanken an Essen und schlafe ein mit dem Gedanken an Essen. Ich habe Angst, auch nur einen Bissen zu mir zu nehmen, weil ich weiß, daß ich dann nicht mehr aufhören kann und alles Eßbare, was vorhanden ist, in mich hineinstopfe ... Wenn ich in das Räderwerk eines Anfalls hineingerate, mache ich alles, um zu fressen und zu kotzen, egal wie ich mich dabei erniedrige."
An dieser Stelle möchte ich mich direkt an Sie, die Leserin, wenden; stellen Sie sich folgende Fragen, und denken Sie in Ruhe über sie nach:

- Erbrechen Sie gelegentlich oder häufig, wenn Sie zuviel gegessen haben?
- Planen Sie manchmal schon vorher, eine Mahlzeit wieder zu erbrechen?
- Hängt dieses Erbrechen damit zusammen, daß Sie nicht zunehmen wollen?

Wenn Ihre Antwort ja lautet, ist es für Sie wichtig, sich einzugestehen, daß die Gefahr besteht, zu einer Bulimikerin zu werden. Versuchen Sie, sich jemandem anzuvertrauen, um mit der Angst nicht allein dazustehen. Der allererste Schritt kann auch sein, einer Freundin zu erzählen wie es Ihnen geht.

Der erste Schritt aus der Bulimie kann sein, sich einer Freundin anzuvertrauen

Die bulimische Frau ist meist normalgewichtig, gepflegt, attraktiv und sozial unauffällig. Sie wirkt kontaktfreudig, selbstbewußt und ist oft erfolgreich im Beruf. Sie ist leistungsorientiert, als Kollegin geschätzt und scheint eine autonome, wenig hilfsbedürftige Frau zu sein, die den Anforderungen des Lebens gerecht wird.
Das perfekte Äußere der Betroffenen verbirgt den Kampf, der in ihr tobt, der nicht nach außen dringen darf. Sie fühlt sich zerfressen von den Gedanken an Essen, dem nächsten Heißhunger, der Angst vor einer Gewichtszunahme und führt ein Doppelleben, das viel Kraft kostet, denn sie hat ständig Angst, daß ihre Abnormalität entdeckt wird. Die Freßanfälle finden heimlich statt. Dazu schließt sich die Frau ein, nimmt das Telefon nicht ab und öffnet nicht die Tür.

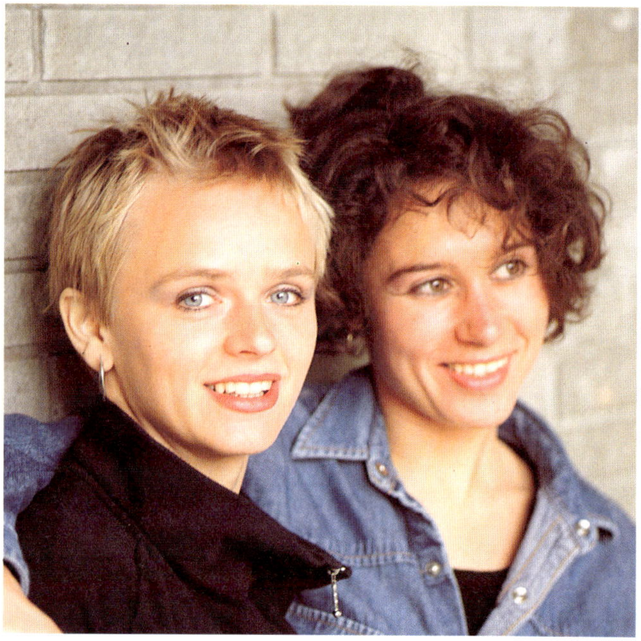

Oft wissen die nächsten Angehörigen nichts von der jahrelangen Qual einer Bulimikerin.
Die betroffene Frau leidet jedoch unter ihrem Eßverhalten und erlebt es als fremd und bedrohlich. Weil sie sich so wenig unter Kontrolle hat, fühlt sie sich schuldig und empfindet Abscheu und Ekel vor sich selbst. Anette beschrieb das so: „Am schlimmsten ist für mich nach einem Freßanfall das Gefühl, es wieder nicht geschafft zu haben, ich fühle mich so beschmutzt, ich hasse und ekle mich vor mir selbst. Und ich schäme mich."
Die bulimische Frau kann sich meist selbst nicht verstehen und erlebt von daher auch ihren Körper als einen Feind, der unbeherrschbar erscheint, der zunimmt, dessen Gefühle sie überrollen. Sie akzeptiert einerseits zwar ihr weibliches Geschlecht, erlebt ihren Körper aber als nicht vollkommen und von daher beschämend. Vom Körpergewicht hängt das Wohlbefinden der Frau ab: Wiegt sie mehr, als sie möchte, vergeht ihr auch jede sexuelle Lust. Sie lehnt ja ihren Körper ab, so wie er ist, und kann es dann nicht ertragen, berührt zu werden.
Das Gefühl, sich selbst vertrauen zu können, eins sein zu können mit sich und ihrem Körper, verschwindet bei der Frau immer mehr. Es fällt ihr schwer, die eigenen Gefühle wahrzunehmen, zu erkennen, was in ihr vorgeht. Meist ist sie nicht in der Lage, sich mit Problemen direkt auseinanderzusetzen, und versucht aufkommende Gefühle wie Einsamkeit, Wut, Ablehnung und Unzulänglichkeit mit Essen zu regeln.

Vielleicht hilft Ihnen auch das Wissen, daß Sie bei einer Freundin jederzeit anrufen können

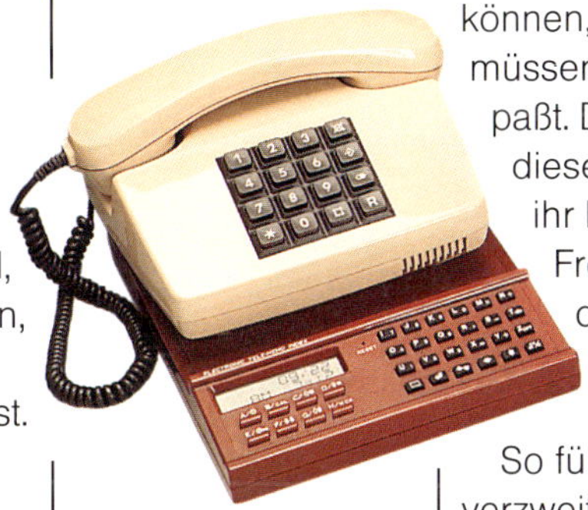

Die Kontakte mit anderen werden immer oberflächlicher und ärmer. Die Bulimikerin hat Angst Einladungen anzunehmen, weil sie befürchtet, den Termin wegen eines Freßanfalls nicht einhalten zu können, oder auch, etwas essen zu müssen, was nicht in ihren Plan paßt. Der Zyklus, in dem sich diese Frau gefangen fühlt, läßt ihr kaum noch Zeit für Freunde, erschöpft und deprimiert sie. Dadurch vergrößert sich ihre Isolation und ihre Einsamkeit.
So führt eine Bulimikerin einen verzweifelten Kampf mit sich selbst und lebt in dem ständigen Zwiespalt zwischen Aufhören und Weitermachen. Ihre eine Seite möchte aus dem Teufelskreis von Scham, Wut und Erniedrigung ausbrechen, ihre andere Seite kann nicht verzichten, weil sich keine denkbare Alternative bietet, das Bild vom eigenen Körper, der eigenen Identität diffus, verschwommen und unbekannt ist.
Auch an dieser Stelle möchte ich Sie wieder bitten, über die folgenden Fragen in Ruhe nachzudenken:

- Haben Sie wiederholt Heißhungeranfälle, bei denen Sie größere Nahrungsmengen in kurzer Zeit verzehren?
- Erleben Sie während eines Eßanfalls das Gefühl, die Kontrolle über das Essen verloren zu haben?
- Fällt es Ihnen schwer, Gefühle wie Wut, Trauer oder Einsamkeit zu zeigen?
- Können Sie sich wiedererkennen in dem beschriebenen inneren Kampf und Zwiespalt?

Wenn ja, dann ist es notwendig, daß Sie sich damit auseinandersetzen, ob Sie Hilfe in Anspruch nehmen sollten.

Ursachen und Auslöser der Erkrankung

Frauen sind in unserer westlichen Industriegesellschaft fast überall und jederzeit damit konfrontiert, daß ihrem Aussehen und ihrem Körper eine große Bedeutung beigemessen wird. Erheblich mehr, als dies bei den Männern der Fall ist, werden sie nach Figur und Erscheinungsbild beurteilt. Ständig wird Frauen – zum Beispiel durch die Werbung – mitgeteilt, daß sie nur akzeptabel sind, wenn sie schlank und attraktiv sind.
Eine Frau soll aber nicht nur dünn und schön sein, sondern muß gleichzeitig den verschiedensten neuen und alten Rollenanforderungen gerecht werden:

Die moderne Frau unterliegt vielfältigen Ansprüchen – eine vitale und sportliche Mutter zu sein ist einer davon

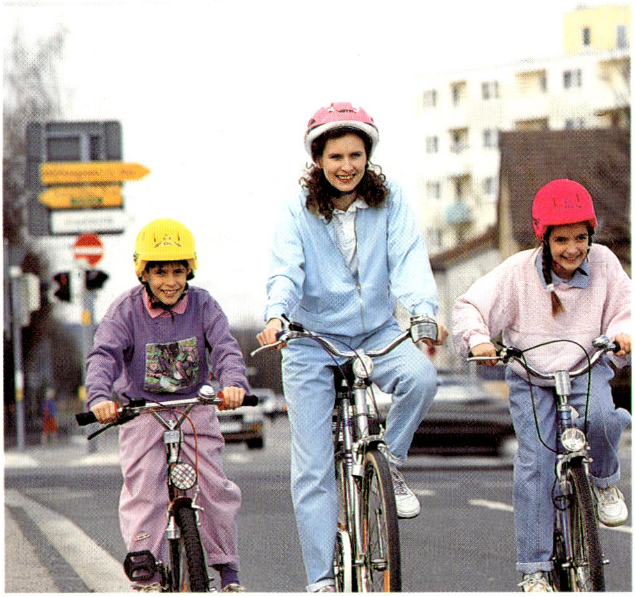

- Eine Frau soll autonom, selbständig, unabhängig und erfolgreich im Beruf sein und Forderungen stellen können.
- Eine Frau soll eine gute Mutter, Hausfrau und Geliebte sein, die nach wie vor als Nährende Mann und Kindern den Vortritt läßt; sie sieht Zurückhaltung beim Essen wie auch sonst als weibliche Tugend und als selbstverständlich an.

Frauen haben also offensichtlich hohe Erwartungen zu erfüllen, die von Außen an sie gestellt werden. Daraus resultierende Konflikte und Rollenkonfusionen stürzen sie häufig in Lebens- und Identitätskrisen. Viele Frauen sind verunsichert, wie eine Frau zu sein hat, und fühlen sich im Dilemma, alle Rollen gleichzeitig erfüllen zu müssen.
Die bulimische Frau spürt genau dieses Dilemma in sich, aber meist ist sie nicht in der Lage, ihre inneren Konflikte in Worte zu fassen und ihre Gefühle den Konflikten zuzuordnen. Die Betreffende spürt nur, daß etwas mit ihr nicht stimmt, und sie sucht nach einem Ausweg. Sie überträgt ihre innere Unsicherheit und Unklarheit auf ihr Gewicht und den Körper. Dieser wird zum Austragungsort, und damit hat die Frau etwas Konkretes, womit sie sich auseinandersetzen kann. Unklare und ängstigende Gefühle werden stellvertretend sozusagen mit Essen beantwortet, und der unvollkommene Körper rückt in den Mittelpunkt des Lebens. Die bulimische Frau glaubt, wenn der Körper ihren Vorstellungen entsprechen würde, dann wären alle Probleme gelöst und es ginge ihr gut. Sie ist nicht in der Lage, wider-

sprüchliche oder unerfüllbare Erwartungen in Frage zu stellen, sondern beginnt bei sich und stellt sich selbst in Frage. Die Betroffene möchte immer alles besonders gut und perfekt machen und leidet besonders darunter, wenn Körper und Proportionen nicht dem gängigen Ideal entsprechen. Ihre Selbstachtung und ihr Selbstbild sind sehr stark an diese Äußerlichkeit gekoppelt.

Die eigentlichen Auslöser der Bulimie sind vielfältig. Es können Konflikte in der Pubertät sein, der Auszug oder die Ablösung vom Elternhaus, Partnerschaftsprobleme, Trennungen, Geburten oder Todesfälle. Die Eßstörung wird meist dann auftreten, wenn die Anforderungen an die eigene Selbständigkeit sehr hoch sind. Da die bulimische Frau durch die zu frühe Übernahme von Verantwortung ihre regressiven Bedürfnisse (klein und schwach sein zu dürfen, sich anzulehnen, geborgen zu sein) zurückstellen mußte, aktualisiert sich in Krisensituationen der Wunsch nach Anlehnung und Geborgenheit ganz besonders; dieses Gefühl darf die Betroffene aber nicht zeigen, da man Selbständigkeit von ihr erwartet.

Persönliche und familiäre Aspekte

Bulimische Frauen kommen häufig aus Familien, die erfolgreich sind und sehr viel Wert auf ihr äußeres Erscheinungsbild legen. Diesen Familien ist es besonders wichtig, von der Umwelt als gut funktionierend und intakt angesehen zu werden, bei denen alles in Ordnung ist.

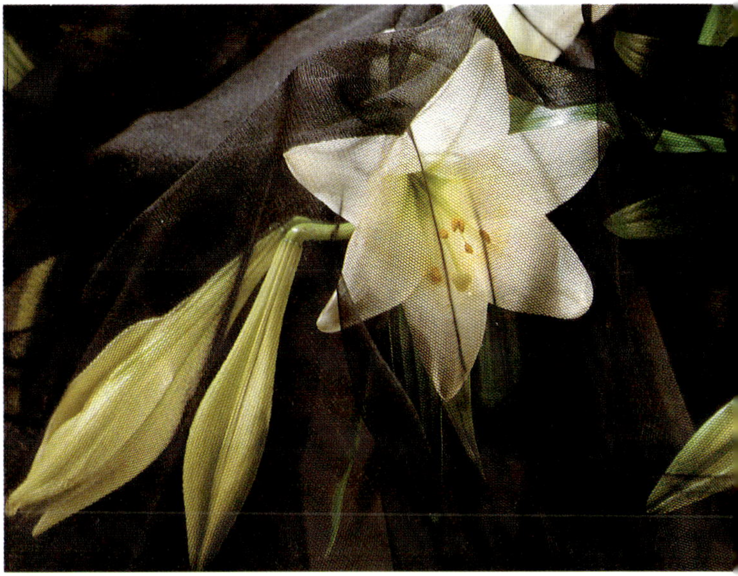

Trennungen und Trauerfälle gehören zu den möglichen Auslösern der Bulimie

Oft herrscht aber in Familien von bulimischen Frauen eine ständig unausgesprochene Spannung. Dadurch kommt es leicht zu Streitereien, doch sind diese Familien meist unfähig, Konflikte wirklich auszutragen. Es wird vieles aneinander kritisiert, doch dies führt nicht zu konstruktiven Lösungen.
In solchen Familien werden die Töchter oft in Angelegenheiten der Eltern hineingezogen, mit denen sie nichts zu tun haben und die sie überfordern. Gleichzeitig stehen die Kinder unter dem Druck, Erfolg und Leistung zu erbringen, damit die Eltern stolz auf sie sein können, und das elterliche Selbstwertgefühl zu erhöhen.
Die Eltern selbst sind oft unsicher und sehr an vorgegebenen Werten und Normen orientiert. Unzufriedenheit bei sich oder den Kindern erleben sie als eigenes Versagen; sie fühlen sich angegriffen und schutzbedürftig.

Um so wichtiger wird es, daß die Familienmitglieder nach außen einer Meinung sind und so gemeinsam einen Schutz aufbauen. Dies geht jedoch oft nur auf Kosten der Individualität, also des Eigenlebens des einzelnen.
Anderen gegenüber stark abgegrenzt, haben die beschriebenen Familien im Innenfeld oft keinen Intimbereich. Jeder mischt sich in alles ein, und einzelne Entscheidungen, die vom gemeinsamen Konsens abweichen könnten, werden nicht getroffen oder nicht geduldet. Dadurch ist der einzelne nicht vorrangig für sich und seine Gefühle verantwortlich, sondern für die der anderen („Wenn du so denkst, so bist, dann geht es mir schlecht" oder „Mir geht es nur gut, wenn es dir gutgeht" sind hierzu geläufige Einstellungen).
In einem solchen Klima ist es für ein Kind schwer, angstfrei eine eigene Meinung zu entwickeln und eigene Empfindungen wahrzunehmen. Die Einheit der Familie ist das oberste Gebot, und wenn das Kind anders denkt oder empfindet, fühlt es sich schuldig. In bezug auf die Nahrungsaufnahme hat es meist ebenfalls nicht erfahren, daß dieser Bereich seinen Bedürfnissen unterliegt. Wann und wie gegessen wird, war oft vorgegeben und die Mitbestimmung oder abweichende Bedürfnisse ein heikles Thema. Auch die Frage des Gewichtes gehörte zu diesem Bereich, und es finden sich im Leben bulimischer Frauen häufig sehr früh Diäten, schon ab dem sechsten Lebensjahr, da das Kind, oder besser sein Körper, so wie er war, nicht in Ordnung war und bestimmten Normen

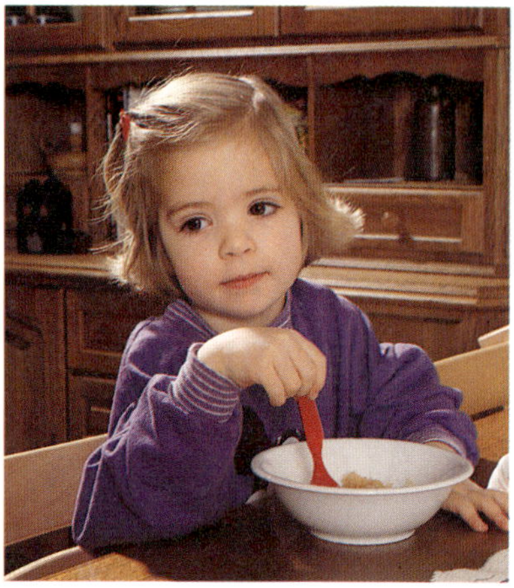

Kinder sollten stets erfahren, daß die Nahrungsaufnahme ihren eigenen Bedürfnissen unterliegt

angepaßt werden mußte. Diesem Kind fehlt später die innere Sicherheit, das Gefühl, eine eigene unabhängige Person zu sein, da es nicht gelernt hat, seinen eigenen Empfindungen zu vertrauen und für sich selbst zu entscheiden.
Um die eigenen Gefühle verstehen und akzeptieren zu können, müssen Kinder die Erfahrung machen, daß die Eltern diese erkennen und bejahen. Wenn aber auf die noch unklaren Impulse eines kleinen Kindes eher verwirrend oder ängstigend reagiert wird, dann lernt das Kind nicht, seine Gefühle, also die Signale aus seinem Körperinneren, richtig einzuordnen, zu verstehen und zu unterscheiden.
Doch schon von der frühen Säuglingszeit an wird dieses Signalsystem entwickelt: Eine nasse kalte Windel zum Beispiel verursacht beim Säugling ein Unwohlsein, was er lautstark zum Ausdruck bringt. Wird der Grund dafür erkannt und das Kind gewickelt, so ist sein Wohlbehagen wieder hergestellt. Genauso ist es mit dem Hunger oder mit dem Gefühl,

allein zu sein, oder anderen Bedürfnissen; bei Hunger ist die Welt wieder in Ordnung, wenn das Kind Nahrung bekommt, beim Alleinsein, wenn es in den Arm genommen wird. Durch dieses Zusammenwirken von Signal und entsprechender Reaktion lernt das Kind, zwischen verschiedenen Gefühlen und Impulsen zu unterscheiden: Es erkennt langsam, daß Hunger etwas anderes ist als eine nasse Windel oder daß Kälte etwas anderes ist als Traurigkeit.
Der Säugling bekommt so ein immer stärkeres Verständnis für seine eigenen Bedürfnisse, möchte auch zunehmend bestimmen, wieviel und wann er essen möchte. Ist das Kind jedoch damit konfrontiert, daß man seine Bedürfnisse oft falsch versteht, wird es unruhig und fühlt sich enttäuscht und hilflos. Ehemals klare Bedürfnisse wie Hunger, Sattsein oder Unwohlfühlen verschwimmen, und das Kind verliert das Gefühl dafür, angenommen zu werden, so wie es ist. Je weniger man aber seine eigenen Bedürfnisse und Impulse kennt, desto ängstigender sind sie, und um so schwieriger und wichtiger ist es, sie unter Kontrolle zu halten.
Die bulimische Frau hat frühzeitig gelernt, ihre Gefühle zu kontrollieren und sich selbst nicht wichtig zu nehmen. Sie war oft von früh an ein gutes, also ein fügsames und ehrgeiziges Kind. Durch Leistung hat sie versucht – und versucht sie heute noch – Liebe und Anerkennung zu bekommen. Sie hofft durch die Leistungen, die sie erbringt, das zu bekommen, was sie sich eigentlich wünscht, nämlich um ihrer selbst willen geliebt zu werden. Meist mußten Betroffene sehr früh Erwachsenenrollen und damit verbunden Verantwortung übernehmen – die Tochter hat damit die Eltern entlastet. Durch ihre übermäßige Selbstkontrolle wehrt die Bulimikerin Gefühle wie Neid, Wut oder Zukurzgekommensein ab und kehrt sie oft um in ein überfürsorgliches Verhalten anderen gegenüber, etwa Geschwistern. Ihre eigenen Gefühle sind der bulimischen Frau nicht bewußt, aber sie ist Meisterin geworden, andere zu verstehen und sich nach ihnen zu richten (oft besonders nach der Mutter).
Das Verhältnis bulimischer Frauen zu ihren Müttern ist oft sehr eng („Meine Mutter und ich sind die besten Freundinnen"). Die Tochter erlebt die Mutter als aufopfernd, nur für den Mann und die Kinder

Nicht immer, wenn ein Säugling schreit, liegt das daran, daß er Hunger hat. Häufig läßt sich sein Wohlbefinden einfach mit einer trockenen Windel oder durch Zuwendung wieder herstellen

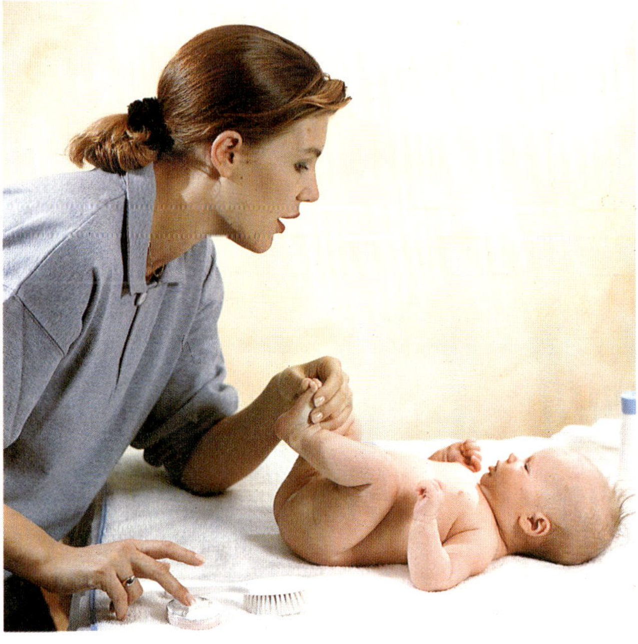

da, die Selbstlosigkeit und Aufopferungsgabe vorlebt und wenig von ihrer eigenen Persönlichkeit zeigt. Die Mutter hatte selbst wenig eigene Entwicklungschancen, ist unselbständig und abhängig geblieben. Falls die Mutter berufstätig ist, lebt sie in dem ständigen Konflikt, sowohl am Arbeitsplatz wie zu Hause den Anforderungen nicht gerecht werden zu können. Sie ist selbst oft deprimiert und fühlt sich in dem Dilemma zwischen Abhängigkeit und Entfaltung der Persönlichkeit gefangen. Oft fühlt sich die Tochter mitverantwortlich für das Leben der Mutter und hat Schuldgefühle wegen ihrer eigenen Bestrebungen nach Ablösung und Selbständigkeit.

Die Mutter sendet oft unbewußt Doppelbotschaften an ihre Tochter aus: So stehen auf der einen Seite Signale wie „Geh aus dem Haus, und werde du so selbständig, wie ich es nicht konnte, und lebe den Teil, der mir versagt blieb", auf der anderen Seite aber „Verlaß mich nicht, sonst spüre ich meine Verlorenheit noch deutlicher, und als Frau bist du sowieso nichts wert in der Gesellschaft, bist nicht so wichtig" auf der anderen Seite gegenüber.

Es kann aber auch das Gegenteil der Fall sein: Mutter und Tochter bleiben sich ein Leben lang fremd, bekämpfen sich und finden nicht zueinander.

Das Verhältnis der Bulimikerin zum Vater ist meist ebenfalls ein sehr gespaltenes. Die Tochter erfährt ihn durchaus häufig als liebevollen Vater. Aus ihrer Perspektive ist er jedoch zu oft abwesend – entweder durch seine berufliche Situation oder dadurch, daß er die Erziehung primär der Mutter überläßt. In Konfliktsituationen mit der Mutter fühlt sich die Tochter von ihm meist nicht genügend unterstützt, sondern der Allmacht der Mutter überlassen.

Mit dem Eintritt in die Pubertät erleben viele bulimische Frauen das Verhältnis zum Vater distanzierter als vorher. Sie fühlen sich zurückgewiesen und erleben während der Zeit der Pubertät keine eindeutige Bejahung ihrer beginnenden Weiblichkeit. Weil der Vater oft Angst hat vor der sich entwickelnden Sexualität der Tochter, kann er ihren weiblichen Körper nicht angemessen bestätigen. Damit verunsichert er, als Vertreter des anderen Geschlechts, die Tochter zutiefst in ihrer Identität.

Die bulimische Frau lebt ständig in einem Gefühl innerer Zwiespältigkeit. Sie fühlt sich hin- und hergerissen zwischen zuviel/zuwenig, entweder/oder, alles/nichts, dem Bedürfnis angenommen zu sein/der Angst, Angebote anzunehmen. Die Frau kennt wenig Zwischen-

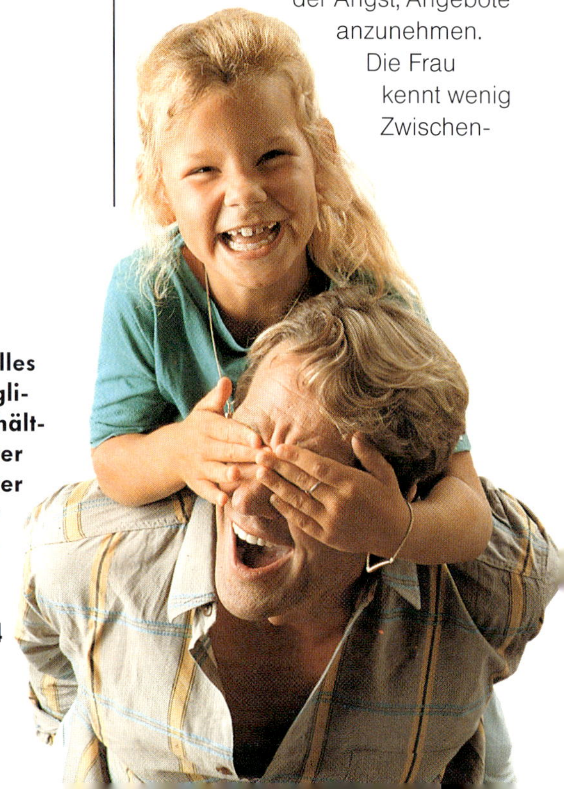

Ein liebevolles und ausgeglichenes Verhältnis zum Vater ist für Töchter von großer Bedeutung

töne. Als Kind hat sie früh erfahren, daß Liebe und Zuwendung mit dem Aufgeben von Eigenständigkeit und Individualität verbunden waren. Es gab entweder Anpassung oder Autonomie. Sie hatte wenig Möglichkeiten zwischen Entscheidungsalternativen zu wählen, und konnte nicht lernen, verschiedene Seiten in ihr Leben zu integrieren.

Die bulimische Frau reagiert aufgrund ihrer frühen Lebenserfahrungen auch in der Partnerschaft häufig mit Selbstaufgabe. Sie stellt ihre Bedürfnisse zugunsten deren des Partners zurück, oder nimmt sie erst gar nicht wahr, um Konflikte zu vermeiden. Die Frau stellt sehr hohe Ansprüche an sich selbst. Gleichzeitig hat sie große Angst zu versagen und wird dadurch sehr abhängig von der Bestätigung und der Zuwendung des Partners. Aber auch Bestätigung und Zuwendung zu akzeptieren fällt der bulimischen Frau sehr schwer, da sie weder Nähe noch Distanz aushalten kann. Distanz bedeutet für sie, den anderen zu verlieren und damit ihre Geborgenheit. Ein Zuviel an Nähe macht ihr dagegen Angst, die vermutlich an sie gestellten Erwartungen nicht erfüllen zu können, aufgefressen zu werden.

Bulimie ist der Versuch einer Konfliktlösung. Über die Krankheit drückt die betroffene Frau ihre Zerrissenheit körperlich aus. Wie schon an anderer Stelle beschrieben, wird der Körper zum Austragungsort ihrer inneren Konflikte.

Bei Bulimikerinnen wird der Körper zum Austragungsort innerer Konflikte

Mit den Eß-Brech-Perioden versucht sie, ihrem inneren Druck wenigstens zeitweise zu entkommen. Doch das erhoffte Gefühl von Entlastung ist nur von kurzer Dauer oder tritt erst gar nicht ein. Die Schuldgefühle nach jedem Erbrechen verstärken die häufig vorhandenen Depressionen, und das Selbstbewußtsein sinkt weiter. Dadurch ist sozusagen der nächste Heißhungeranfall schon vorprogrammiert. Die betroffene Frau kann weder ihre Gefühle direkt zeigen, noch ist sie in der Lage, klare und notwendige Grenzen zwischen sich und anderen zu ziehen. Es fällt ihr schwer nein zu sagen, und sie überfordert sich selbst. Sie versucht alle Erwartungen zu erfüllen und erlebt sich doch immer wieder als völlig unzulänglich und minderwertig.

Die Bulimie bleibt oft das einzige Ventil, das die Frau besitzt. Die Eßstörung ist sowohl unbewußter Protest gegen die erwarteten Rollen in Gesellschaft und Familie wie auch Zuflucht vor der inneren Leere und Entladungsmöglichkeit von Gefühlen. Doch auch wenn man der betroffenen Frau ihr Leiden häufig äußerlich nicht ansieht, hat die Eßstörung auch körperliche Folgen:

- Zahnschäden,
- Konzentrationsstörungen,
- Kreislaufschwächen,
- Ausbleiben der Menstruation,
- Herzrhythmusstörungen durch Kalzium- und Magnesiummangel,
- Entzündung der Ohrspeicheldrüse,
- Funktionelle Magen-Darm-Schwäche,
- Heiserkeit,
- Verengung oder Entzündung der Speiseröhre,
- Vergrößerung der Speicheldrüsen.

Bulimikerinnen brauchen Hilfe

Ganz entscheidend für die Bereitschaft Hilfe anzunehmen, ist sicherlich der Leidensdruck, den die einzelne Frau empfindet. Die meisten bulimischen Frauen versuchen aufgrund ihrer Ansprüche an sich selbst, viel zu lang mit dem Problem allein fertig zu werden. Da sie sich für ihr Verhalten schämen, fällt es ihnen schwer, aus der Heimlichkeit herauszutreten und sich anderen mitzuteilen.

Viele bulimische Frauen unternehmen deshalb erst dann etwas, wenn die Krankheit ihr Leben völlig bestimmt. Oft genug dauert dieser Prozeß zwei bis fünf Jahre, in denen sich die betroffene Frau allein herumquält – Jahre, in denen sie immer wieder die demütigende Erfahrung macht, es doch nicht zu schaffen.

Wenn aber das ganze Leben bestimmt wird durch Essenspläne und Gewichtskontrolle, dann geht der Blick nach außen verloren, und die Frau ist gefangen in ihren eigenen Problemen und im Teufelskreis der Erkrankung. Hilfe in Anspruch zu nehmen ist der erste Schritt, um aus diesem Kreislauf herauszukommen; er kann auch die Bereitschaft bedeuten, Verantwortung für das eigene Leben zu übernehmen.

Vielleicht helfen Ihnen die folgenden Fragen, zu überprüfen, wie belastend Ihr Eßproblem für Sie ist und ob Sie sich einer Behandlung unterziehen wollen:

- Wird Ihr Leben durch die ständige Auseinandersetzung mit Ihrem Essensplan und Ihrem Körpergewicht bestimmt?
- Wiegen Sie sich täglich mindestens einmal?

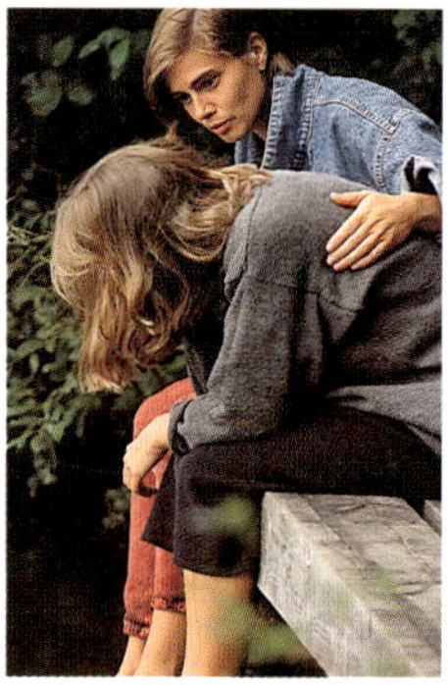

Hilfe in Anspruch zu nehmen ist ein erster Schritt, Verantwortung für das eigene Leben zu übernehmen

- Bestimmt das Gewicht, das die Waage anzeigt, wie Sie sich jeweils fühlen?
- Essen Sie ungern mit anderen, ziehen Sie es vor, allein oder heimlich zu essen?
- Meiden Sie Feste und Einladungen, weil Sie Angst vor dem Essensangebot haben?
- Versuchen Sie, Ihr Gewicht durch Diäten, Erbrechen oder mit Hilfe von Abführmitteln zu reduzieren?
- Haben Sie sich aus Ihrem Bekanntenkreis zurückgezogen, weil Sie sich ständig mit Essen beschäftigen?
- Haben Sie Schuldgefühle wegen Ihres Eßverhaltens?
- Kennen Sie das Gefühl von Ekel und Abscheu vor sich selbst nach einem Eß-Brech-Anfall?

Wenn Sie mehrere Fragen mit ja beantworten können, dann ist Ihr Leben vermutlich durch Ihr Eßverhalten stark eingeschränkt und belastet. Überprüfen Sie, ob es nicht dringend erforderlich ist, etwas zu unternehmen und einen ersten Schritt zu tun. Eine Therapeutin, eine Selbsthilfegruppe oder eine Klinik kann Ihnen helfen, Ihre gesunden Kräfte wiederzufinden. Das belegt auch das folgende Zitat einer ehemals betroffenen Frau: „Geholfen haben mir die anderen betroffenen Frauen, ihr Verstehen, ihr Mitgefühl. Sie haben mir gezeigt und erlaubt, mit mir selbst gnädiger und liebevoller umzugehen. Dadurch bin ich langsam dazu gekommen, mich zu mögen, auch mit meiner Bulimie, und nicht zu warten, bis ich ohne sie leben kann."

Eßsucht

DR. VERENA VOGELBACH-WOERNER

Die Eßstörung Freßsucht oder Eßsucht, zeichnet sich meist durch Übergewicht, regelmäßiges Zuvielessen, häufiges Diäthalten und durch Freßanfälle aus. Dabei kann die Eßsucht alleine bestehen, häufig leiden die Betroffenen aber zusätzlich an einer Abhängigkeit von Suchtmitteln wie Alkohol oder Tabletten (Tranquilizer, Antidepressiva, ß-Blocker, Appetitzügler, Abführmittel).

Zwar ist Übergewicht eine Zivilisationskrankheit, von der jeder dritte Deutsche betroffen ist; Frauen (von denen ist in diesem Kapitel die Rede) leiden darunter jedoch ganz besonders, sprengen sie doch mit ihrem zu üppigen Körper den Rahmen des weiblichen Schönheitsideals.

Für die meisten eßsüchtigen Frauen begann ihre Eßstörung mit einer Diät. Der Leidensweg kann einfach in einer ständig steigenden Gewichtszunahme bestehen (siehe Seite 14) oder mit einer Pubertätsmagersucht (siehe Seite 18) begonnen haben. Häufig werden ehemals magersüchtige Mädchen bulimisch, und wenn sie aufhören zu erbrechen, nehmen sie unter Umständen an Gewicht zu. So haben dicke Frauen oft im Laufe ihrer Eßgeschichte sämtliche Formen der Eßstörungen kennengelernt.

Weiterhin gibt es noch die latente Form der Eßsucht, unter der man die zwanghafte Kontrolle des Eßverhaltens und des Körpergewichts versteht. Dieses ständige Maßhalten beim Essen und Verzichten geht oft mit einem Mißbrauch an Abführmitteln und der Einnahme von Appetitzüglern einher. Nach Aufgabe des rigiden Kontrollverhaltens kann auch diese Form einer Eßstörung zu Eßsucht führen.

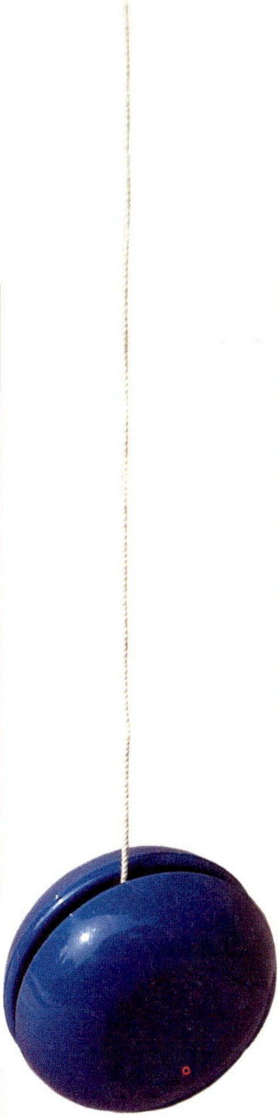

Der Teufelskreis der Diäten bewirkt nicht nur ein Auf und Ab des Körpergewichts, sondern führt auch zum Verlust der Selbstachtung

Frauen mit Eßsucht befinden sich meist in einem Teufelskreis, der sich wie folgt beschreiben läßt: Sie denken, daß sie zu dick sind, und beschließen, eine Diät zu machen; diese Diät wird von Heißhungerattacken unterbrochen. Sie schämen sich für den Kontrollverlust, sind deprimiert und beginnen verstärkt zu essen. Um ihre Selbstachtung wieder zu erlangen, beschließen sie erneut, eine Diät zu machen, und so weiter. Der Effekt solcher Diäten besteht paradoxerweise in einer Gewichtszunahme (siehe Seite 14).

Ein weiteres wichtiges Merkmal der Eßsucht ist, daß die Betroffenen durch ihr ständiges Essen und Diäthalten das Gefühl für Hunger und Sattsein verloren haben. Das Essen selbst macht ihnen Angst, droht sie zu beherrschen, und beim Essen verliert die Eßgestörte die Kontrolle über ihren Körper. Dies wirkt sich auf das gesamte Körpergefühl dicker Frauen aus. Sie haben den Kontakt zu ihrem eigenen Körper (weitgehend) verloren.

Daß ein ständiges Zuviel an Nahrungsaufnahme nicht ohne Auswirkungen auf den Organismus bleibt, liegt auf der Hand. Die folgenden körperlichen Symptome sind als direkte oder indirekte Folgen der Eßsucht bekannt und untersucht:

- Übergewicht (davon spricht man, wenn das Körpergewicht das Normalgewicht um 20 Prozent oder mehr übersteigt),
- Herz-Kreislauf-Beschwerden,
- Skeletterkrankungen,
- Diabetes,
- Gicht,
- Bluthochdruck,
- Herzinfarkt,
- Gallensteine,
- Schlaganfall,
- Gelenk- und Wirbelsäulenschäden.

- Leiden Sie unter Übergewicht und einer oder mehreren der genannten Folgeerscheinungen?
- Haben Sie bei sich schon öfter Schwierigkeiten mit dem Essen bemerkt?
- Neigen Sie dazu, Probleme mit Essen aus der Welt zu schaffen?

Ursachen und Auslöser der Eßsucht

Eßsüchtige Frauen können zwischen Hunger und Sattsein nicht unterscheiden. Das Essen dient nicht mehr nur der Nahrungsaufnahme, sondern dazu, verdrängte und unerwünschte Bedürfnisse wegzuessen, um sie nicht mehr zu spüren.

Der innere, nicht gelöste Konflikt wird im und am Körper ausgetragen. Die Folgen dieser Eßstörung sind körperliche und seelische Erkrankungen oder Störungen. Deshalb spricht man bei der Eßsucht auch von einer psychosomatischen Erkrankung mit Suchtcharakter.

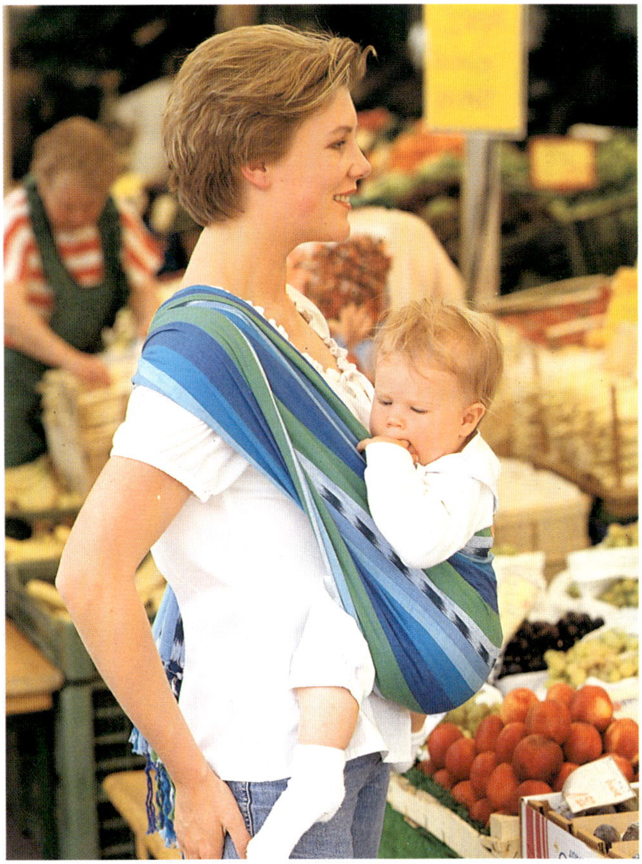

Das Verhältnis der Mutter zum Säugling bestimmt bereits mit über eine spätere Eßstörung

Die Ursachen der Eßsucht liegen in der frühen Kindheit und Jugend der Betroffenen. Ohne die Mütter von Eßgestörten anklagen zu wollen: Die Weichen für eine spätere Eßstörung bei Frauen stellt das Verhältnis der Mutter zum Säugling. (Zur Entlastung der Mütter sei angemerkt: auch die Mütter waren einmal Töchter.) Eßsüchtigen Frauen fehlte in der frühen Mutter-Tochter-Beziehung entweder der Schutz und die Geborgenheit oder die Freude der Mutter über die Geburt der Tochter. Die Bedürfnisse der kleinen Tochter galten wenig, so daß sie kein Gefühl dafür ent-

wickeln konnte, daß sie auf der Welt sein darf und um ihrer selbst willen geliebt wird; sie konnte keine eigenen Grenzen ausprobieren und entwickeln.
Eßgestörte Frauen haben als Kleinkinder gelernt, daß ganz verschiedene Bedürfnisse und Körpersensationen, wie Schutz, Kontakt, Schmerz, Frieren, Freude immer mit Essen beantwortet werden. Diese Frauen konnten keine spezifischen Bedürfnisse entwickeln und entsprechende Antworten kennenlernen. Häufig sind diese Frauen überbehütet worden oder in einer Atmosphäre emotionaler Armut aufgewachsen, oder sie waren sogar dem Wechselbad beider Extreme ausgesetzt.

Eßsüchtige Frauen konnten oft neben dem Essen keine spezifischen Bedürfnisse entwickeln

Zu erwähnen ist hier, daß der Körper der Mutter für die Entwicklung eines Mädchens zur Frau eine Vorbild- oder Abschreckfunktion haben kann. Die Tochter möchte sich von der Mutter abgrenzen, indem sie dünner ist als die Mutter, oder die Mutter ärgern, indem sie immer zu dick ist. Eine Klientin sagte einmal treffend: „Solang ich dick bin, habe ich in meinem Bauch immer Platz für meine Mutter." Diese Aussage macht deutlich, wie eng verbunden eßsüchtige Frauen mit ihren Müttern sind. Diese Verbundenheit besteht allerdings in einer ungelösten Abhängigkeits-Unabhängigkeits-Problematik zwischen der Mutter und ihrer Tochter. Aus Sicht der Tochter ist diese Beziehung von Liebe und Haß, von ohnmächtiger Wut und Schuldgefühlen, dem Ringen um ein eigenes, selbständiges Leben und dessen gleichzeitiger Verleugnung bestimmt. Die tiefen Gefühle und der unlösbare Konflikt zwischen so widerstreitenden Emotionen können meines Erachtens nur in einer langjährigen Therapie zugelassen und durchgearbeitet werden.
Anhand der folgenden Fragen sollten Sie ganz in Ruhe über Ihr eigenes Mutter-Tochter-Verhältnis nachdenken:

- Was fällt Ihnen zu Ihrer Mutter ein?
- Wie war der Körper Ihrer Mutter, wie war Ihr Körper?
- Was fällt Ihnen zu Ihrer Kindheit ein?
- Gibt es ein Photoalbum aus Ihrer Kindheit?
- Was erzählen Verwandte über die Zeit Ihrer Kindheit?

Neben dem Mutter-Tochter-Verhältnis ist bei vielen eßsüchtigen Frauen auch das mißglückte Verhältnis zwischen Vater und Tochter ausschlaggebend für die Eßstörung. In vielen Fällen war der Vater der Betroffenen selbst süchtig. Damit war er unzuverlässig, wurde von der Mutter schlechtgemacht und sogar verachtet. Die oben beschriebene tiefe Traurigkeit betroffener Frauen bezieht sich oft auf die Erfahrung, die diese als Mädchen mit dem schwachen, berauschten, fehlenden oder übergriffigen Vater im Lauf der Zeit machen mußten.
Andere Väter können mit den überschwenglichen Gefühlen, die ihnen ihre pubertierenden Töchter entgegenbringen, oft nur sehr gehemmt umgehen, indem sie sich abgrenzen und die Töchter auf Leistung abfragen oder sich nach materiellen Sorgen erkundigen. Den Bruch

zwischen Kindheit und Pubertät in der Vater-Tochter-Beziehung erleben viele junge Frauen als Kränkung und beziehen die Veränderung der Beziehung zum Vater auf ihren Frauenkörper. Sie versuchen über ihren Körper den Vater zu provozieren, zu ärgern, sie wollen Kontakt herstellen. Da dies oft schiefgeht, bleiben bei den jungen Frauen seelische Schädigungen haften, die auch spätere Partnerbeziehungen stark prägen und meist belasten.
Viele Frauen knabbern ein Leben lang an der Sehnsucht nach einem starken und bewundernswerten Vater. Sie können die Kränkung nicht verkraften, daß der Vater das Prinzeßchen, das sie einmal waren, nicht mehr beachtet, nachdem sie sich zur Frau entwickelten. Mit der Eßstörung und dem Erbringen von Leistung versuchen diese Frauen oft verzweifelt und sich selbst gegenüber radikal und rücksichtslos, den Vater dazu zu bringen, sie wieder wie in der Kindheit zu lieben.
Welches Verhältnis hatten Sie zu Ihrem Vater? Beantworten Sie sich doch einmal in Ruhe folgende Fragen:
- Zu welchem Zeitpunkt veränderte sich Ihr Verhältnis zu Ihrem Vater?
- Wie drückte sich diese Veränderung konkret auf der Körperebene aus?
- Was haben Sie sich alles einfallen lassen, um Ihrem Vater zu gefallen?
- Welche Rolle spielte Ihre Mutter im Verhältnis zwischen Vater und Tochter?
- Wie reagierte Ihr Vater auf einen Freund?

Auch die Geschwisterkonstellation in der Familie kann eine Rolle bei der Entstehung einer Eßstörung spielen

Nicht selten spielt die Geschwisterkonstellation für die Entstehung einer Eßstörung eine entscheidende Rolle.
Dicke Mädchen sind in den meisten Fällen die angepaßten und pflegeleichten Kinder, während ein anderes Geschwister zum Beispiel häufiger krank oder verhaltensauffällig oder auch magersüchtig ist.
Daneben kann auch das Geschlechterverhältnis unter den Geschwistern bei der Entstehung einer Eßstörung eine wichtige Rolle spielen. Überdurchschnittlich viele dicke Frauen haben in ihrer Kindheit schon früh für die Geschwister Verantwortung übernommen.
Einige der Betroffenen hätten ein Junge werden sollen.
- Wie ist Ihre Stellung in der Geschwisterreihe?
- Welche Rollen haben Sie übernommen?

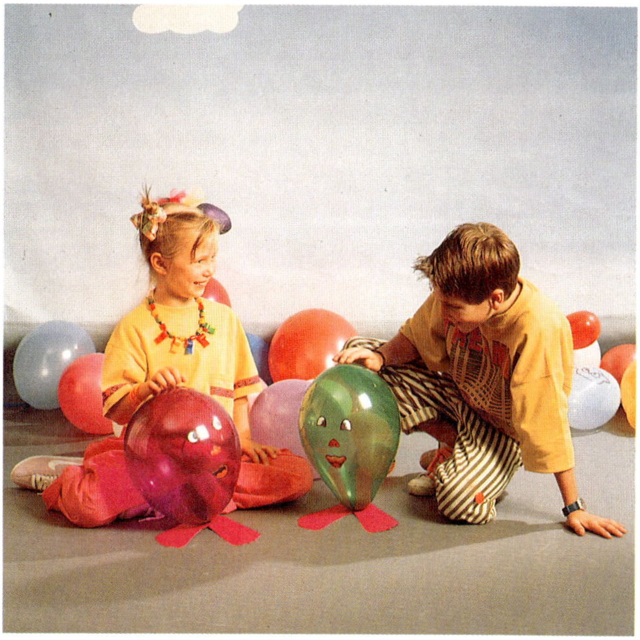

Eßsucht ist eine Frauenkrankheit

Während Frauen sich in den letzten Jahrzehnten gesellschaftlich mehr Rechte und Freiheiten erkämpft haben, schaffen sie sich ihr Gefängnis neuerdings in ihrem eigenen Körper durch Diäten, Fasten und das Dicksein.

Susie Orbachs bahnbrechender Ansatz in der Therapie eßsüchtiger Frauen bestand darin, daß sie das Fett oder Übergewicht als den Ausdruck unbewußter Gefühle von Frauen ansah. Hiermit konnte erstmals in der Behandlung eßsüchtiger Frauen mit dem Vorurteil aufgeräumt werden, daß Dicke faul, humorvoll, willenlos und gefräßig seien; dicke Frauen fühlten sich als ganze Person anerkannt. Die gemeinsame Suche von Frauen nach der unbewußten Bedeutung des Fettes war vor rund 20 Jahren der Beginn der heutigen Anti-Diät-Bewegung.

Heute weiß man, eßgestörten übergewichtigen Frauen dient das Fett dazu, Gefühle zu überdecken. Sie schlucken ihre Gefühle wie Trauer, Angst, Wut, Überforderung und Unsicherheit herunter. Das Essen dient nicht dazu, Hunger zu stillen, sondern es wird zum Ersatz für den fehlenden oder nie gelernten Umgang mit Gefühlen.

Achten Sie beim Lesen des folgenden Abschnitts einmal ganz genau auf Ihre Gefühle:

Dicke Frauen tragen ihr Problem für alle sichtbar mit sich herum. Sie machen sich angreifbar und gehen selbstschädigend mit sich um. Sie benutzen ihren Mund nicht zum Sprechen, sondern zum Stopfen. Sie richten ihre Wut nur gegen sich selbst. Sie sorgen für andere, nicht für sich. Diese Frauen können sich keinen Raum nehmen, dehnen sich aber körperlich aus. Sie ordnen sich dem Mann unter und übergeben die Verantwortung – oft auch für ihren Körper – anderen, etwa den Ärzten. Dicke Frauen gestehen sich selbst keine Bedürfnisse zu, haben aber gelernt, die der anderen Menschen zu befriedigen. Dicke Frauen können keine Grenzen setzen, nicht nein sagen; dafür lassen sie sich ausbeuten und bieten sich als Opfer an.

Falls Sie beim Lesen dieses Abschnitts Gefühle der Wut, Empörung, des Entsetzens oder der Trauer begleiteten, dann sind das genau die Gefühle, die dicke Frauen in ihrem Fett verstecken und die sie nicht leben können.

Aber weshalb unterziehen sich dicke Frauen diesen selbstschädigenden Torturen?

Genau wie eine hohe Mauer schützt das Körperfett dicke Frauen und läßt die Gefühle nicht nach außen dringen

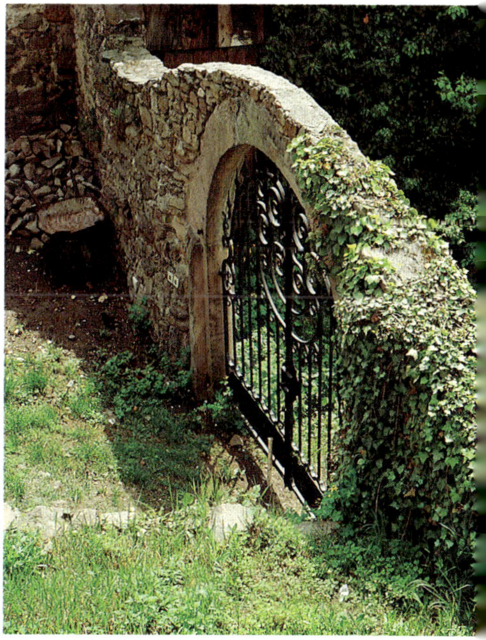

Die Tatsache, daß dicke Frauen sehr viel über sich selbst wissen, viele Bücher zum Thema Eßsucht gelesen haben, hilft ihnen nicht, ihr Problem zu lösen. Es ist nicht die Gewichtsreduktion, woran diese Frauen scheitern, sondern es sind die Lebensprobleme, die sich hinter dem Dicksein verbergen. Auch die widersprüchlichen Erwartungen an Frauen mit deren verschiedenen Rollen in den westlichen Industrieländern können Frauen vor unlösbare Aufgaben stellen.

Eßsüchtige Frauen lesen meist viel zum Thema, das Wissen kann ihnen aber oft nicht aus ihrer problematischen Situation helfen

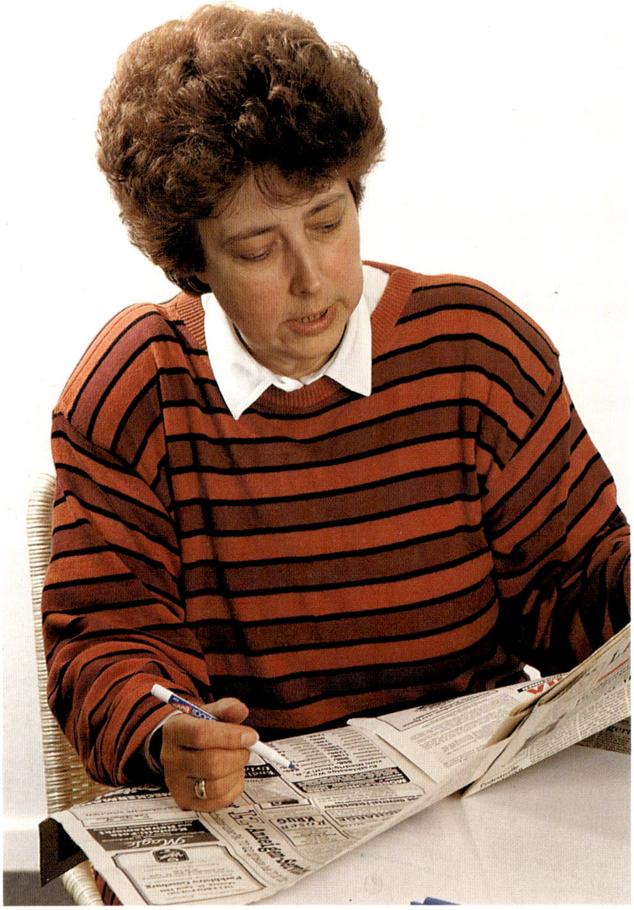

Die Bedeutung des Körperfetts für Eßsüchtige

Wut und Aggression

Beide braucht jeder Mensch, um sich in der Welt behaupten zu können. Und von allen Gefühlen, die nicht gelebt werden können, ist es bei eßsüchtigen Frauen die Wut, die am wenigsten nach außen zu dringen vermag. Es handelt sich um eine ohnmächtige Wut, die diese Frauen schon ein Leben lang begleitet und die sie mit zwanghaftem Essen beantworten, ohne daß das Essen die Wut je ganz besänftigen kann. Das Fett dieser Frauen wirkt wie eine Mauer, die die vorhandenen negativen Gefühle abschirmt und nicht nach außen dringen läßt.

Frauen, die diese Wut und andere negative Gefühle verdrängen, projizieren diese Gefühle oft auf andere Menschen. Das zeigt sich zum Beispiel darin, daß die dicke Frau meint, andere mögen sie nicht, weil sie zu dick ist. Haß und Ekel, die sie nicht empfinden kann, die sie verdrängt und wegißt, werden auf andere übertragen. So können sich Dicke in einen Kreislauf der sozialen Isolation und des Immer-Weiter-Essens bringen. Dies gilt natürlich nicht nur für Haß und Ekel, sondern für alle anderen verdrängten Gefühle genauso.

Wenn dicke Frauen dann wütend sind, essen sie ohne Kontrolle alles, was sich schneiden, kauen und nagen läßt. Das kann Brot und Wurst sein, die geschnitten werden oder beispielsweise ein Hähnchen, das man abnagt; gegessen wird in dieser Situation alles, was sich nicht wehrt.

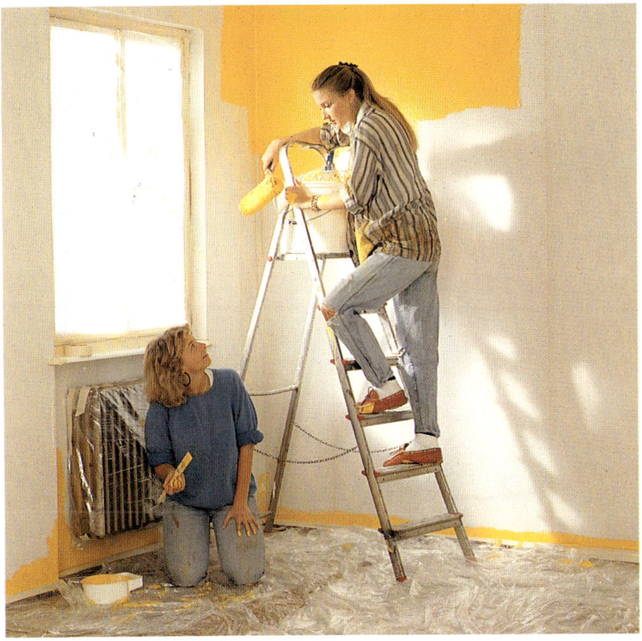

Selbstbewußtsein

Je dicker und gewichtiger eine Betroffene ist, desto geringer ist häufig ihr Selbstbewußtsein. Es ist oft erschreckend festzustellen, wie wenig Selbstwertgefühl diese Frauen haben. Sie haben schon von klein auf gelernt, sich Anerkennung zu verschaffen, indem sie die Bedürfnisse anderer erkennen und befriedigen. Sie benutzen ihre Feinfühligkeit und Sensibilität dazu, die geheimsten Wünsche anderer aufzuspüren, und versuchen diese zu erfüllen. Für ein bißchen Anerkennung und Liebe vollbringen diese Frauen täglich Höchstleistungen. Dennoch bleibt immer ein Gefühl der Unzulänglichkeit und der Hunger nach mehr Zuneigung. Mangelndes Selbstvertrauen heißt auch, daß die Betroffenen nie gelernt haben, Verantwortung zu übernehmen. Dicke Frauen haben Schwierigkeiten, Entscheidungen zu treffen, und versuchen sich in der Akrobatik, es allen recht zu machen. Hierbei stellen sie die eigenen Wünsche immer zurück. Hat eine dicke Frau einmal eine Entscheidung für sich getroffen und sich zum Beispiel ein eigenes Zimmer eingerichtet, kann sie stolz auf sich sein. Dies kann ihr Kraft für weitere Schritte auf dem Weg, sich selbst wichtig zu nehmen, geben. Die Frau muß lernen, daß sie dies nur selbst tun kann. Andere können sie auf diesem Weg unterstützen, aber nicht für sie handeln. In dem Maße, wie das Selbstbewußtsein und Selbstvertrauen wächst, muß der Wunsch dieser Frauen nach schlichter Daseinsberechtigung nicht mehr nur über ihren dicken und unübersehbaren Körper ausgedrückt werden.
Das mangelnde Selbstbewußtsein der übergewichtigen Frau drückt sich in einem dafür typischen Eßverhalten aus – der Wahllosigkeit. Die Frau weiß nicht, was für sie jetzt gerade gut wäre und wieviel davon. Sie beginnt das zu essen, was übrig war, oder sie ißt heimlich und nebenbei. Weil ihr das Essen nie reicht, braucht sie immer mehr davon – letztlich ist es aber nie das richtige.

Es ist wichtig, daß Frauen auch etwas für sich tun und sich zum Beispiel ein eigenes Zimmer gestalten

Ein dicker Körper schützt vor Sexualität. Viele Mädchen werden in der Pubertät dick, wenn sich ihr Körper vom Mädchen zur Frau entwickelt. So wie magersüchtige Mädchen sich die weiblichen Formen abhungern, fressen dicke Mädchen sich einen Schutzpanzer an. Auch bei dicken Frauen bleibt häufig die Regelblutung aus. In dieser Körperreaktion drückt sich die Angst vor Sexualität und die Ablehnung der Frauenrolle aus. Dicke Frauen verbinden mit dem Frausein Unterdrückung, Selbstaufgabe, Benutztwerden, Enttäuschung und vieles Negative mehr. Die Ursachen dieser Gefühle sind in der Kindheit und Jugend der Frauen zu suchen: Dicke Frauen haben schmerzliche und verletzende Erfahrungen gemacht. Nicht selten waren sie sexuellen Übergriffen ausgesetzt. Es war ihr weiblicher Körper, der nicht in Ordnung war und deshalb durch das Fett geschützt und „entfraut" werden muß.

Wie sieht es mit Ihrem Eßverhalten aus? Machen Sie sich doch einmal Gedanken, ob ein Zusammenhang mit eventuell nicht gelebter oder abgelehnter Sexualität besteht.

Das Körperfett übergewichtiger Frauen kann verschiedene Funktionen übernehmen

Traurigkeit

Nicht selten steckt hinter dem Fett ein Meer von Traurigkeit. Viele dicke Frauen haben seit Jahren nicht mehr geweint. Sie sind traurig, wenn sie spüren, was ihnen in der Kindheit gefehlt hat und wieviel sie auch heute noch entbehren müssen. Dabei kann sich die Traurigkeit auf das nicht gelebte Leben als dicke Frau beziehen oder auf die vielen alltäglichen, kleinen Kränkungen, die die Frau einstekken muß. Können die Frauen die Angst vor der Traurigkeit erst einmal überwinden, spüren sie, wie oft sie, anstatt zu weinen, gegessen haben. Wenn sie traurig sein können, merken die Betroffenen, daß nicht gelebte Wut und Traurigkeit depressiv machen; und es sind erstaunliche Mengen von Süßigkeiten, die in solchen depressiven Phasen verspeist werden.

Auch an dieser Stelle möchte ich Sie auffordern, sich einen Moment hinzusetzen und zu überlegen oder in den Körper hineinzuspüren, welche Bedeutungen Ihr Fett für Sie haben könnte und wie dies mit Ihrem Eßverhalten zusammenhängt. Was drücken Sie damit aus?

Angst vor dem Schlanksein

Schauen wir uns nun die Kehrseite des Dickseins an, und wenden wir uns all den Erfahrungen, Gedanken und Phantasien zu, die dicke Frauen häufig mit dem Dünnsein verbinden:

Alles, was mit Schlanksein verbunden wird, hat zunächst einen sehr erstrebenswerten Anschein. Schlanksein heißt Schönsein und verspricht Erfolg. Das Lebens- und Körpergefühl ist leicht und unbeschwert. Frau schwitzt nicht mehr und riecht gut; kann Kleidergröße 38 tragen (Übrigens: nur acht Prozent aller Frauen passen in diese Größe!), sie kann sich wieder auf eine Party trauen und so weiter.

Hier können Sie sich wieder einen Moment Zeit nehmen und selbst überlegen, was Sie mit dem Schlanksein verbinden.

Da übergewichtige Frauen aber gerade Schwierigkeiten haben abzunehmen, lohnt es sich, der Frage nachzugehen, was macht eigentlich am Schlanksein Angst? Oder ist es vielmehr die Angst vor dem Dünnsein? Wir stellen nämlich bei näherer Betrachtung fest, daß Schlanksein eben nicht gleich Dünnsein ist. Und es ist das Dünnsein, das den Frauen Angst macht. Dünnsein kann nämlich bedeuten:

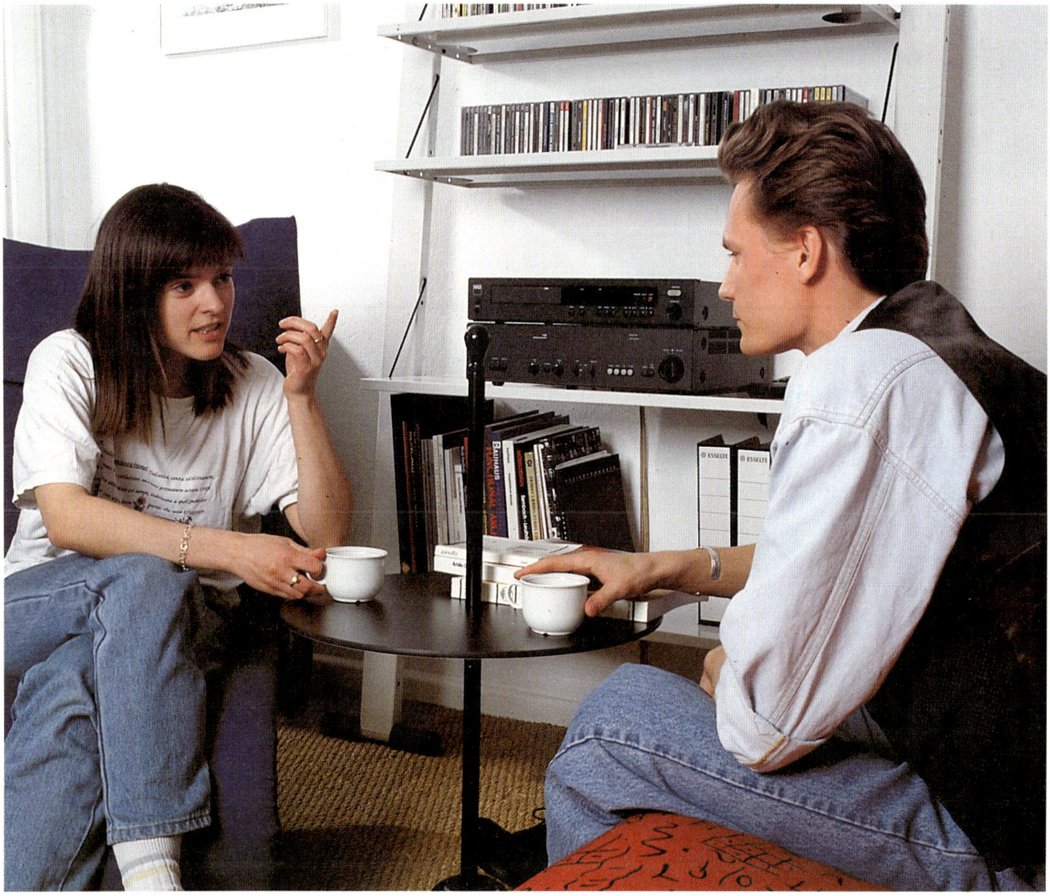

- Sich den Blicken der Männer aussetzen.
- Sich kalt und abweisend fühlen.
- Sich nicht nach außen abgrenzen zu können.
- Sich unsicher fühlen, was den Umgang mit Sexualität betrifft.
- Angst und Panik, wieder dick zu werden.
- Unsicherheit, ob die Umwelt die Frau als ganzen Menschen mag oder ob sie nur wegen der Traumfigur gemocht wird.
- Sich unsicher im Rivalisieren mit anderen Frauen fühlen.
- Angst davor, Macht zu haben.

Haben Frauen erheblich an Gewicht verloren, rücken Probleme in den Vordergrund, die oft zu Konflikten führen

Wenn dicke Frauen im Alter zwischen 20 und 50 Jahren erheblich an Gewicht verloren haben, rücken die Probleme, die sie vorher in ihr Fett gepackt haben, in den Vordergrund. Sie müssen sich mit ihrer Sexualität und ihrer Partnerschaft auseinandersetzen. Oft entstehen Konflikte mit ihren Mitmenschen. Die zunehmende Fähigkeit, sich abzugrenzen, auf die eigenen Bedürfnisse zu achten und diese durchzusetzen, bedeutet für die nun schlanke Frau eine enorme Herausforderung. Sie muß sich mit Gefühlen, die ihr nicht angenehm sind, auseinandersetzen. Sie wird Konflikte mit dem Ehemann oder dem Chef, den Kindern und den Freundinnen austragen müssen. Dies ist nicht immer leicht und bedarf der Unterstützung durch eine Selbsthilfe- oder Therapiegruppe (siehe Seite 88 und 106).

Der Rückfall

Ein Rückfall bedeutet bei eßsüchtigen Frauen nicht nur ein Rückfall beim Essen. Es bedeutet auch immer ein Rückfall in die alten Verhaltensweisen. Da bei Eßstörungen auf das Suchtmittel Essen nicht verzichtet werden kann, wie dies bei Alkohol, Nikotin und anderen stoffgebundenen Abhängigkeiten der Fall ist, müssen eßgestörte Frauen auch lernen, mit einem Rückfall konstruktiv umzugehen. Die Konfrontation mit Essen ist eine alltägliche und lebensnotwendige Erfahrung und verführt dazu, in alte Verhaltensweisen zurückzufallen.

Wichtig erscheint mir im Umgang mit einem Freßrückfall, daß die Frauen sich bewußt machen, weshalb sie gerade in dieser Situation dieses Essen und soviel davon gebraucht haben. Stellen Sie sich deshalb nach einem Freßanfall folgende Fragen:

- Was hat Ihre Gier ausgelöst?
- Warum waren Sie so hektisch und unruhig?
- Warum mußte es sofort sein?
- Was konnten Sie gerade nicht aushalten?
- Was wollten Sie zudecken?
- Was hätten Sie eigentlich gebraucht?
- Waren Sie müde oder abgespannt?
- Waren Sie wütend, wenn ja, auf wen?
- Waren Sie traurig?
- Was hat Ihnen gefehlt?
- Haben Sie das Kind in sich vergessen?

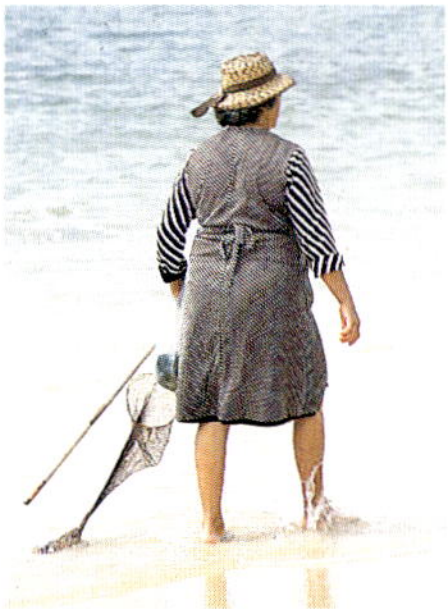

Gehen Sie nach einem Rückfall freundlich mit sich um

Bitte überlegen Sie sich ein paar eigene Fragen zu diesem Thema, denn Sie kennen Ihre Gefahrensituationen selbst am besten. Gehen Sie nach einem Freßanfall freundlich mit sich um. Wenn Sie sich dafür verurteilen und verachten, verfallen Sie in den alten Diätkreislauf, aus dem Sie doch austreten wollten.

Meine Empfehlungen an eßsüchtige Frauen

Nehmen Sie sich selbst ernst und wichtig. Beantworten Sie Gefühle wie Wut und Aggressionen nicht mit Essen, sondern lernen Sie – zum Beispiel in einer Gruppentherapie (siehe Seite 90) –, diese Wut und Aggression auszudrücken und für sich selbst konstruktiv einzusetzen. Sie müssen erkennen, daß Wut und Aggression nicht nur zerstörerisch sind, sondern daß Sie sie für sich selbst nutzen können und daß sie zur Abgrenzung oder Durchsetzung notwendig sind. Vertrauen Sie auf Ihre Gefühle und Ihre Gedanken. Denken Sie mehr an sich und weniger an andere – diese werden sich daran gewöhnen. Seien Sie mutig und verändern Sie etwas in Ihrem Leben. Sie werden überrascht sein, welche Reaktionen das hervorrufen kann. Wenn Sie einen Arzt konsultieren und dieser Ihnen einfach zum Abnehmen rät, drücken Sie ihm diesen Ratgeber in die Hand!

Eßstörungen bei Kindern

Brigitte Schumann

Zunehmend fallen Kinder durch die Verbindung von Eßstörungen und Verhaltensauffälligkeiten in Familie und Schule auf. Die Eßstörungen zeigen sich in Übergewicht, eßsüchtigem Verhalten und im Diäthalten. Schwierigkeiten rund ums Essen gehören häufig zum Familienalltag, und eine kindliche Eßstörung entwickelt sich denn auch schleichend, so daß sich viele Eltern dieser Probleme ihrer Kinder lange Zeit nicht bewußt werden.

Aller Anfang ist schwer, doch wenn sich die Mutter an den Bedürfnissen des Kindes orientiert, bleiben Probleme beim Essen meist aus

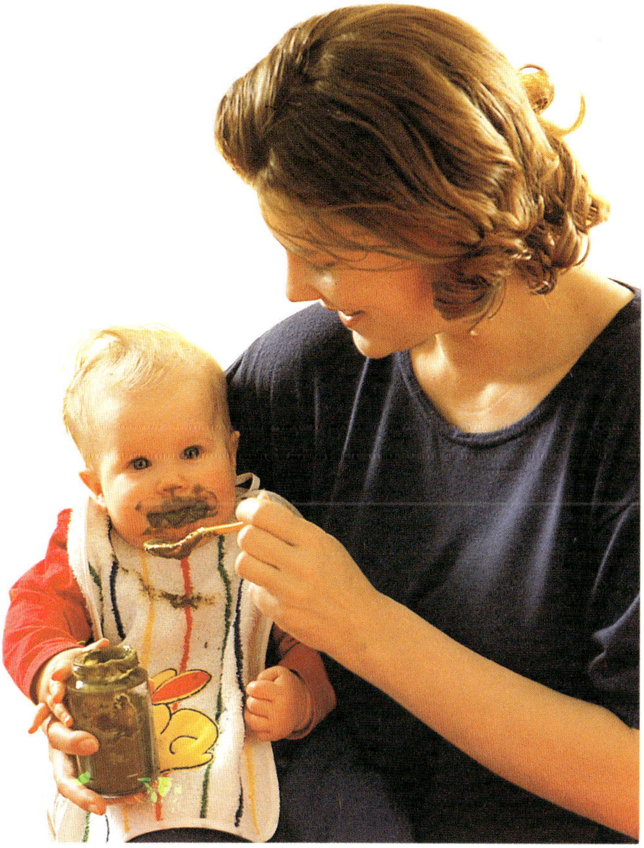

Wenn der Blick für die Eßstörung geöffnet ist, tauchen Fragen nach den Ursachen dieser Schwierigkeiten auf. Sind es medizinische oder psychologische Gründe? Wer hat Schuld daran? Von wem hat das Kind die Störungen? Aus anfänglich kleineren Eßproblemen bei Kindern können sich im späteren Alter oft manifeste Eßstörungen entwickeln, die langer psychotherapeutischer Behandlung bedürfen. Die folgenden Beispiele sollen das Augenmerk auf die Familiendramen rund um den Tisch richten; sie schließen Erklärungen über die Ursachen der Eßstörungen bei Kindern ein.

Kindliche Eßstörungen stehen immer im Zusammenhang mit der Familie und der sozialen Umwelt des Kindes. Versuchen Sie, sich in das Kind einzufühlen und zu verstehen, was es seiner Umwelt und damit Ihnen mit der Eßstörung signalisieren will.

Das verweigernde Kind

Ines ist erst wenige Wochen alt. Sie ist ein unruhiges Baby: Sie schreit, spuckt viel und schläft auch schlecht. Ihre Eltern bringen sie wegen lebensbedrohlicher Nahrungsverweigerung zur Sondenernährung ins Krankenhaus. Schon vom ersten Lebenstag an war das niedrige Gewicht des Säuglings Thema in der Familie. Die Mutter sorgt sich, ob sie Ines in der Schwangerschaft auch wirklich genug gegeben hat. Der Vater ist genervt und zieht sich in seine

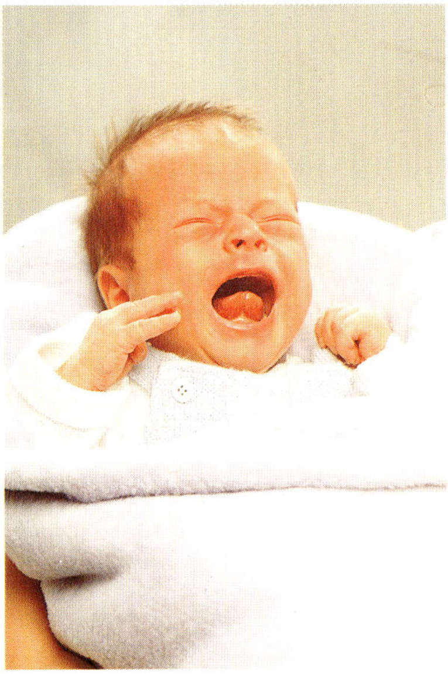

Wenn ein Kind häufig schreit, liegt das meist nicht daran, daß es Hunger hat

Rolle als Ernährer zurück. Die Gewichtsabnahme des Säuglings nach der Geburt verunsichert die ratlose Mutter derart, daß sie auf Empfehlung ihrer Mutter ihr Kind abstillt und Ines rund um die Uhr mit Fläschchen füttert.

Im frühen Lebensalter ist ein Säugling aufs engste mit seiner Mutter verbunden. Störungen in der Beziehung zwischen Mutter und Kind beantwortet der Säugling zum Beispiel mit Funktionsstörungen im Verdauungsapparat. Ines' Nahrungsverweigerung und Spucken sind Reaktionen auf äußere Gegebenheiten und drücken aus, daß im Kontakt zwischen Mutter und Kind etwas nicht intakt ist. Die kleine Ines hat bereits Sensoren für unbewußte Konflikte in der Familie. Sie spürt die Verunsicherung, Enttäuschung, Überforderung und Nervosität ihrer Mutter. Diese kann sich nicht auf die natürlichen Signale ihres Säuglings einstellen und darauf vertrauen, daß er sich meldet, wenn er Hunger hat. Die Mutter stört den empfindlichen Schlaf-Wach-Rhythmus des Kindes durch ständige Fütteraktionen, die für das Kind zur Strapaze werden. Tabellen, Waage, Stillmärchen vom kleinen, nicht ausreichend nährenden Busen und eine eigene besserwissende Mutter haben die Mutter von Ines durcheinandergebracht und treffen sie an ihrem wundesten Punkt: „Bin ich gut genug als Mutter?"

Ines' Mutter fühlt sich alleingelassen. Um sich auf den Rhythmus des Kindes einlassen zu können, bräuchte sie andere äußere Bedingungen: Ermutigung, tatkräftige Hilfe und Anerkennung statt versteckter Vorwürfe. Vor allem aber bräuchte sie eine tragende, schützende und mitverantwortliche Partnerbeziehung.

Besteht das Fütterdiktat in der Beziehung zwischen der Mutter und Ines weiter, kann sich im späteren Alter daraus ein Machtkampf zwischen ihnen entwickeln, wie er in vielen Familien zu sehen ist: Kinder werden mäkelig, stochern im Essen herum, essen der Mutter zuliebe oder verweigern ihr Menü. Und wiederum sind es dann die Mütter oder Großmütter, die versuchen, die Kinder zu stopfen: „Ein Löffelchen fürs Vögelchen ..."

Sensible Kinder wie Ines greifen ganz prinzipiell mit ihrem Eßproblem das Familienthema auf. In der beschriebenen Familie könnten diese Themen sein: heimliche Schuldzuweisungen, die Konkurrenz zwischen der Mutter und der Großmutter oder der Konflikt in der Paarbeziehung.

Das mit Essen überversorgte Kind

Die 5jährige Hanna fällt im Kindergarten auf, weil sie sich ständig bis zum Bauchweh überißt. Sie spürt nicht, wann sie satt ist. In allen Lebensbereichen ist sie unselbständig. Hanna ist auch sonst wenig aktiv, wird schnell müde und bekommt aufgrund ihres Übergewichts Atembeschwerden. Im Kindergarten ist Hanna sonst beliebt. Sie streitet sich nicht und ärgert keinen. Nur beim Essen langt sie zu, denn Hunger hat sie immer.
Mit viel Babyspeck war Hanna schon als Kleinkind ein Wonneproppen. Daß sie nun im Kindergartenalter mehr als propper ist und beim Essen keine Grenzen mehr findet, hat mit frühen Lebenserfahrungen des Kindes zu tun.
Von Anfang an hat Hannas Mutter eine übertriebene Angst, ihr jüngstes Kind, ein Nachzügler, könne nicht gedeihen. Sie sorgt sich, wenn Hanna nicht den Appetit zeigt, den sie als Mutter für notwendig erachtet. Weint Hanna, weil sie naß ist oder geschaukelt werden will, deutet die Mutter Hannas Unmutsbezeugungen als Hunger und gibt ihrem Kind zu essen.
Auch sonst ist Hannas Mutter sehr ängstlich. Überfürsorglich beobachtet sie jeden Schritt ihres Kindes.
An dieser Stelle muß gesagt werden, daß es nicht darum geht, Mütter für alle Schwierigkeiten ihrer Kinder verantwortlich zu machen. Aber in den meisten Fällen ist die Mutter die erste und wichtigste Bezugsperson im Leben eines Kindes. Die Fähigkeit von Hannas Mutter, auf die kindlichen Bedürfnisse zu reagieren oder Hanna die

Kinder müssen nicht nur versorgt werden, sie brauchen auch gefühlsmäßige Zuwendung und Verständnis

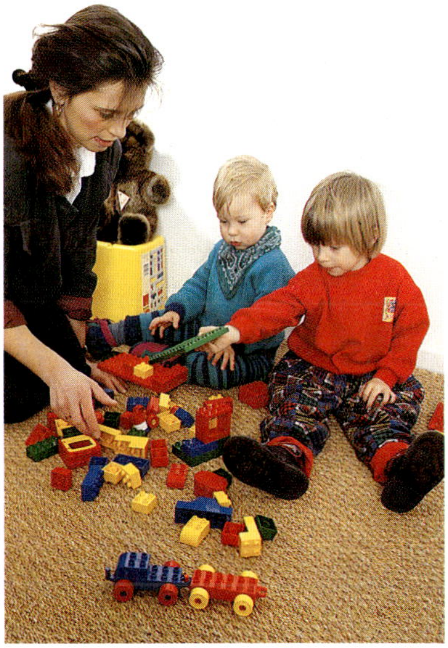

notwendigen Schritte zur Selbständigkeit machen zu lassen, hängt von vielen Faktoren ab: so von der emotionalen Unterstützung, die sie von ihrem Mann und der Familie erhält, und auch von ihren eigenen Erfahrungen mit ihren Eltern.
Der Vater von Hanna ist in der Sorge um das Kind wenig aktiv und spürt wenig Nähe zu seinem Kind. Er hat viele Probleme am Arbeitsplatz und mit der Geldbeschaffung für die große Familie und zeigt sich daher in der Familie schwach. Hannas Geschwister sind den Kinderschuhen entwachsen und tagsüber aus dem Haus. Hannas Welt besteht aus ihrer Mutter – die ihrer Mutter besteht aus Hanna. So wird Hanna ängstlich und traut sich wenig zu. Ihr bald beginnendes Übergewicht behindert sie in ihrer weiteren körperlichen Entwicklung. Ihre Bewegungen verlangsamen sich, sie bleibt unselbständig wie ein Kleinkind.

Sie fragen sich sicher, was die Mutter veranlaßt, Hanna klein zu halten? Sie braucht dieses kleine Kind, beschäftigt sich auffallend stark mit ihm und hofft unausgesprochen, daß dieses sie für die Enttäuschungen in der Partnerschaft mit ihrem Mann entschädigt. Hanna dient der elterlichen Selbstbestätigung und darf sich deshalb nicht eigenständig entwickeln. Konflikte werden in dieser Familie nicht ausgetragen. So wie das Essen verschlucken alle Beteiligten auch ihre Konflikte. Hanna lernt, daß Essen der einzige Weg ist, Lust und Unlust zu verarbeiten und Auseinandersetzungen zu vermeiden. Essen symbolisiert für Hanna die einzige Verbindung zu ihrer Mutter. Deshalb sucht das Kind im Kindergarten ständig nach Eßbarem. Übers Bauchweh holt sich Hanna die fehlende menschliche Zuwendung. In Hannas Symptom drückt sich die frühe Beziehungsstörung aus. Trotz übermäßiger oraler Versorgung hat Hanna nicht die notwendige gefühlsmäßige Zuwendung erfahren und bleibt auf eine frühe Entwicklungsphase fixiert.

Das „fernsehernährte" Kind

Udo, ein 9jähriger dicker Junge, befindet sich in einer Krisensituation. Seine Schulkameraden haben ihn wieder einmal vom gemeinsamen Fußballspiel ausgeschlossen. Auch in der Familie fühlt sich Udo abgeschoben. Ihm ist aufgrund seiner Kontaktschwierigkeiten oft zum Heulen, aber er kann seinen Schmerz in der Familie nicht loswerden. Seine Mutter hat mit der Versorgung des kleinen Bruders genug zu tun. Sie sieht eine Hilfe

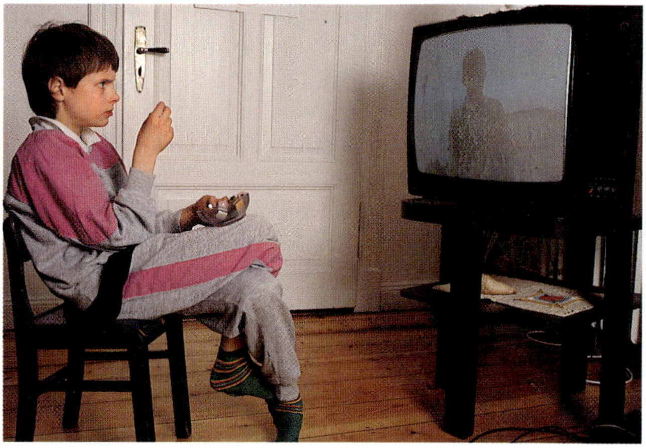

Gegen zeitweises fernsehen von Kindern ist sicher nichts einzuwenden, das Gerät sollte jedoch nicht die Beziehungen zur Umwelt ersetzen

für Udo eher in einer schnellen Gewichtsabnahme – am besten in einer Kinderkur.
Auch der Vater bleibt für Udo unerreichbar. Nach seiner anstrengenden Arbeit will sich der Vater entspannen und seinem Hobby nachgehen. Familienprobleme hält er sich vom Leib, dafür ist seine Frau zuständig. Udo wäre dringend auf Anerkennung und Bestätigung von seinem Vater angewiesen. Aber er entspricht nicht den Erwartungen seines Vaters von einem gelenkigen sportlichen Jungen. Udo identifiziert sich notgedrungen mit dem abwesenden Vater, der abends mit der Flasche Bier vor dem Fernseher die alltäglichen Familienprobleme wegschluckt und rettet sich ebenfalls in die Phantasiewelt des Fernsehens. Udo kann als Kind noch nicht zwischen der realen und der phantasierten Welt unterscheiden. Hilflos ist er einer Fernsehwerbung ausgeliefert, die seinen Hunger nach Phantasie und Beziehung ausnutzt. Die Vermarktung der kindlichen Bedürfnisse führt bei Kindern zu grenzenlosem,

süchtigem Verhalten, bei Udo zu Heißhunger auf Süßigkeiten.
Mit vielen Tüten Chips futtert Udo die fehlende Beziehung in sich hinein und versucht, mit Essen seine Schwierigkeiten zu verdauen. Die Folge ist eine weitere soziale Isolation.

Das mißbrauchte Kind

Heimlich hortet die 10jährige Doris in ihrem Nachtschränkchen Lebensmittel. Alles, was eßbar ist, versteckt sie in ihrem Zimmer. Doris ißt überwiegend nachts. Tagsüber und am gemeinsamen Familientisch ißt sie fast nichts. Während Doris' Mutter im Schichtdienst arbeitet, kümmert sich der Vater um die gemeinsame Tochter. Für Doris ist das Alleinsein mit dem Vater zum seelischen Trauma geworden, denn sie wird von ihm seit langem sexuell mißbraucht. Sexueller Mißbrauch ist ein Oberbegriff für sexuelle Übergriffe. Er reicht vom einmaligen sexuellen Übergriff bis zur oft jahrelangen Benutzung von Kindern durch eine erwachsene Person. Sexueller Mißbrauch kann eine mögliche Ursache massiver Eßstörungen sein, so wie bei Doris.
Weil ihre Mutter in der angstbesetzten Situation mit dem Vater nicht verfügbar ist oder Doris der Mutter das „kleine Geheimnis“ nicht erzählen darf, gibt Essen ihr die Illusion, die Nähe der schützenden Mutter zu spüren. Sie wiegt sich selbst mit dem Essen in Sicherheit und empfindet sich der traumatischen Situation weniger ausgeliefert. Doris stopft sich mit Essen zu, bis sie nichts mehr spürt an Angst und Bedrohung.

Sowohl Nahrungsverweigerung als auch Freßanfälle können Hilferufe der Kinder sein

Die nächtlichen Erfahrungen und die damit verbundenen Schuld- und Schamgefühle schlagen Doris tagsüber auf den Magen. Sie spürt Brechreiz und kann fast nichts mehr essen. Gleichzeitig muß sie Sorge tragen, daß sie für nachts genügend eßbare Vorräte gehortet hat. Doris zeigt ihre Nahrungsverweigerung. Sie bringt ihrer Mutter gegenüber zum Ausdruck: „Kümmere dich um mich!“ In der Heimlichkeit des Hortens und nächtlichen Fressens spiegelt sich in diesem Fall die Heimlichkeit des sexuellen Mißbrauchs, dessen Öffentlichkeit ein Tabu in der Familie bedeutet.

Das kranke, diäthaltende Kind

Der 12jährige Andreas hat Diabetes, eine Stoffwechselerkrankung, die ihre Ursache in einem Mangel an Insulin, dem Hormon der Bauchspeicheldrüse, hat. Bei Andreas muß der Blutzuckerspiegel immer eine bestimmte Höhe haben, und die entsprechende Diät erfordert viel Kontrolle. Alle Nahrungsmittel müssen deshalb von Andreas' Mutter in Broteinheiten berechnet und abgewogen werden. Was Andreas über die bemessenen Einheiten hinaus zu sich nimmt, ist ihm nicht zuträglich. Andreas aber hat Heißhungeranfälle, bei denen er über die Stränge schlägt und über die Maßen Kohlenhydrate zu sich nimmt. Er hat bereits an Gewicht zugenommen. Die Eltern machen Andreas Druck. Der Arzt wirft der Mutter vor, seine Berechnungen für eine nährwertgerechte Kost zu unterlaufen, so daß er Andreas jedesmal neu „einstellen“ müsse. Andreas hat ent-

deckt, wie er aus dem Dilemma ist: Erbrechen erscheint ihm als die Lösung! Oder könnte ein Nachspritzen des Insulins den Heißhungeranfall ungeschehen machen?
Andreas steht stellvertretend für viele Kinder, die aufgrund einer Erkrankung (Zöliakie, Nahrungsmittelallergie etc.) eine Diät einhalten müssen. In Andreas' Familie kommt Essen nun überdimensionales Gewicht zu. Seine Ernährung wird zum Mittelpunkt des ganzen Lebens. Andreas' Mutter betrachtet die Diät nicht als etwas Normales, Notwendiges, sondern befrachtet diese mit übermäßiger Fürsorge und besonderer Aufmerksamkeit. Übers Einkaufen, Zuteilen und Kontrollieren der Nahrung pflegt sie den Kontakt zu ihrem Sohn. Zwischen den Eltern ist die Diät des Sohnes fast das einzige Thema. Das Kreisen ums Essen wird so zum Auslöser einer schweren Eßstörung.
Mit den Heißhungeranfällen von Andreas hat niemand gerechnet; und er versucht, seine Ausbrüche zu verheimlichen, seine Eltern und den Arzt auszutricksen – Andreas hat nun Diabetes und Bulimie.
Seine Eltern haben nicht gewußt, daß auch Kinder innerhalb einer Diät eigene Entscheidungsfreiräume brauchen. Die Möglichkeit, auszuprobieren, zu experimentieren und auch Fehler zu machen – mit allen Folgen –, ist notwendig, um einen normalen Umgang mit der Diät zu erlernen, die oft ein ganzes Leben eingehalten werden muß.
Reagieren Eltern dagegen panisch, wenn ihr Kind die Ernährungsvorschriften übertritt und es dadurch gesundheitliche Nachteile oder Rückfälle erlebt, wird die Panik zum Angriffspunkt in der Beziehung zwischen ihnen.
Könnten Eltern gelassen auf Übertretungen reagieren, würde Andreas selbst spüren, daß ihm das unkontrollierte Essen nicht bekommt.
Heißhunger hat tiefliegende seelische Ursachen. Er wird meist durch Reduzieren der Nahrung ausgelöst. Nahrung aber ist mehr als nur sättigendes Lebensmittel. Andreas braucht viel Verständnis für seine Heißhungeranfälle und keine Kontrollen. Diese treiben ihn zu Mitteln wie Erbrechen und verhindern letztendlich, daß er selbst Verantwortung für seine Diät übernehmen kann.

Heute gibt es viele Hilfsmittel für die Gestaltung einer Diät; ihre Notwendigkeit sollte jedoch nicht im Mittelpunkt des Alltags stehen

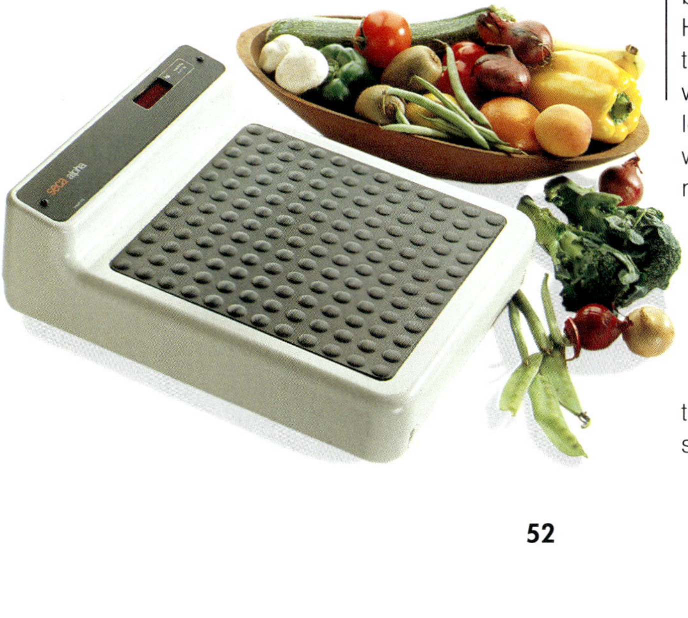

Zusammenfassend kann gesagt werden: Kinder brauchen Naschereien und Essen, um ihr Leben ein Stück weit zu bewältigen: Essen ist für sie die vertrauteste Form der Begegnung, die sie seit ihrer Geburt kennen.

In schwierigen Situationen greifen Kinder darauf zurück, verfallen in frühere Stadien ihres Kindseins. Kinder beruhigen sich mit Essen, wenn sie Ängste haben, trösten sich über Verluste hinweg, drücken nicht verarbeitete Erfahrungen ihres Lebens mit Essen weg oder reagieren auf zu hohe Anforderungen ihrer Umwelt mit reduziertem Essen. Funktionsstörungen im Magen-Darm-Bereich bringen dann zum Ausdruck, daß Kinder ihr Leben nicht verdauen können.
Über die somatischen Beschwerden holen sich die Kinder dann wieder entsprechende Fürsorge – meist auch übers Essen: warmen Tee, Zwiebackbrei mit Honig. Kinder benutzen Essen, um sich körperlich und seelisch ruhigzustellen, wenn ihre Spielräume begrenzt, ihre Bewegungsräume eingeschränkt und ihre psychischen und physischen Grenzen von Erwachsenen überschritten oder nicht gewahrt werden.
Kinder greifen mit einer Eßstörung das familiäre Thema auf. Sie bringen zum Ausdruck, daß ihre Grundbedürfnisse nicht erfüllt werden, weil Beziehungen zwischen anderen Familienmitgliedern in Engpässe geraten oder nicht in Ordnung sind.
Das Kind mit einer Eßstörung signalisiert: „Ich habe Hunger!" Es meint damit:

- Hunger nach seelischer Sicherheit: nach Liebe, Vertrauen, Geborgenheit, Gehaltenwerden, Schutz und Kommunikation.
- Hunger, das Leben zu bewältigen: nach Grenzen und Maß, weil Grenzenlosigkeit und Maßlosigkeit das Kind überfordern.

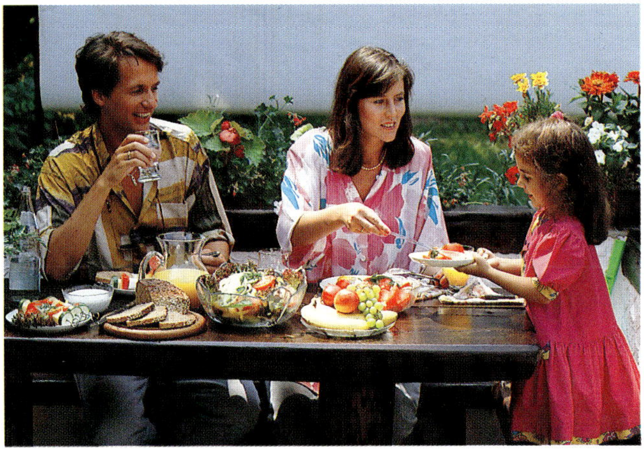

Ausgeglichene Kinder haben auch ein gesundes Verhältnis zum Essen

- Hunger nach Eigenbestimmung und Ich-Entwicklung: nach Selbstbestätigung und Anerkennung, Respektierung seiner Grenzen, Vorbildern.
- Hunger nach Bewegungs-, Spiel- und Freiräumen.

In diesem Sinne gesättigte Kinder werden nicht zur Störantenne in der Familie oder zum Hilferuf einer beziehungsgestörten Familie nach außen.

Was tun?

Geraten Sie nicht in Panik, wenn Sie beispielsweise vom Kinderarzt erfahren, daß Ihr Kind von einer Eßstörung betroffen ist, oder Sie selbst feststellen, daß in seinem Eßverhalten etwas nicht stimmt. Immer noch haben Eltern Hemmungen, offen über Schwierigkeiten in ihrer Familie zu sprechen. Kehren Sie die Probleme jedoch nicht unter den Teppich, sondern suchen Sie Rat und Hilfe.
Folgende Schritte können Sie unternehmen, um sich und Ihrem Kind zu helfen:

■ In einer der Beratungsstellen bei Eßstörungen (siehe Seite 106) erhalten Sie Informationen über Ursachen und Behandlungsmöglichkeiten bei Eßstörungen. Eine Beraterin unterstützt Sie in der Suche nach einer geeigneten Behandlung. Sollte sich in Ihrer Region keine Fachberatungsstelle befinden, können Sie sich auch an Ihren Kinderarzt oder an eine Erziehungsberatungs- oder Familienberatungsstelle werden. In einem ersten Beratungsgespräch kann dann auch abgeklärt werden, ob zusätzlich eine psychologische, kinderneurologische oder psychiatrische Untersuchung des Kindes erforderlich ist.

■ Eine medizinische Untersuchung und Diagnose ist in den meisten Fällen erforderlich, damit sich eine organische Erkrankung Ihres Kindes ausschließen läßt. Vielfach wird die Kinderärztin in die weitere Behandlung des Kindes mit einbezogen. Jedoch sind alleinige diätische und ärztliche Maßnahmen wie Hormonbehandlungen und Therapie mit Medikamenten fragwürdig, weil sie nicht ausreichen und die Ursachen unberührt lassen.

Durch eine ärztliche Untersuchung kann man ausschließen, daß der Eßstörung organische Störungen zugrunde liegen

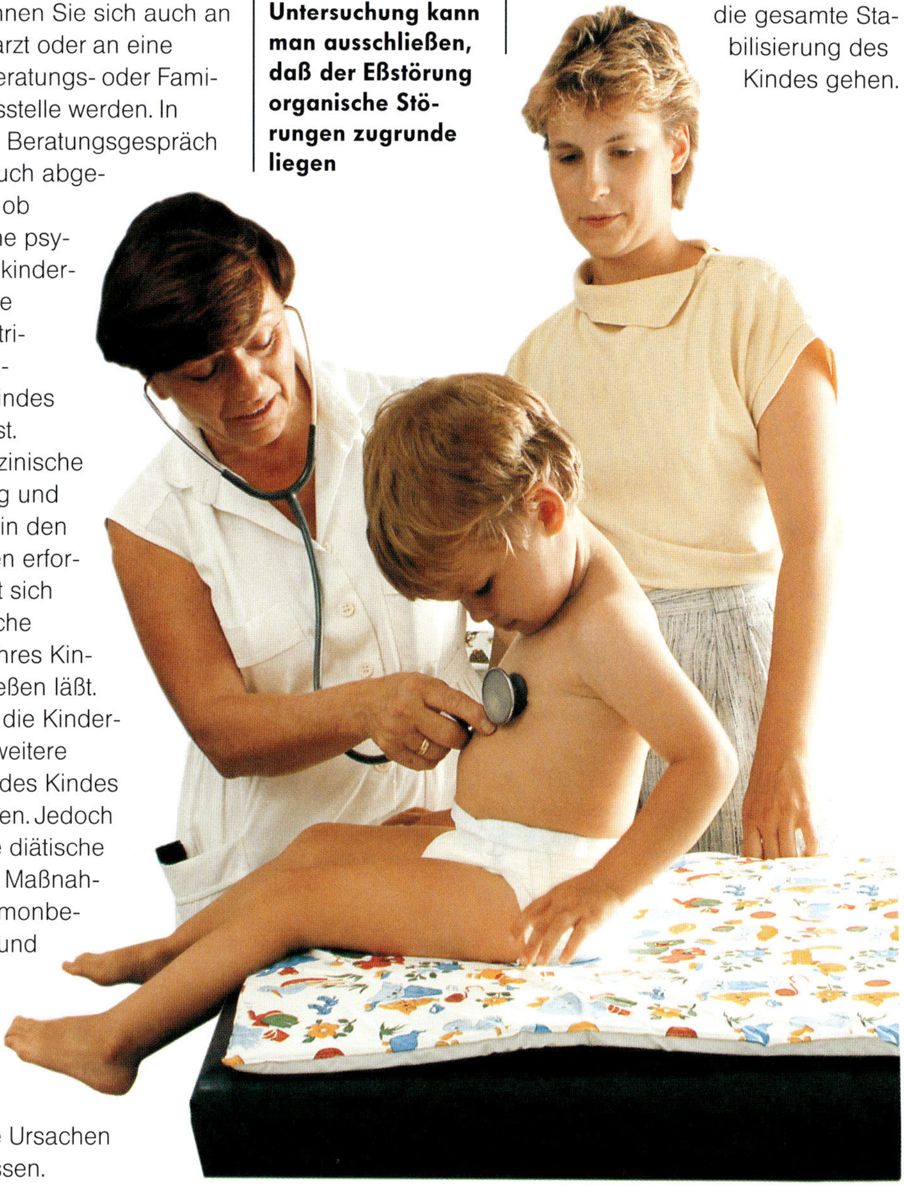

■ Bei der Auswahl einer Therapie sollten Sie folgendes beachten: Eine Verhaltensänderung durch die Regulierung allein der Nahrungsverweigerung oder des Überessens ist ohne die Bearbeitung der zugrundeliegenden Beziehungsstörung nicht sinnvoll. In der Therapie sollte es um die gesamte Stabilisierung des Kindes gehen.

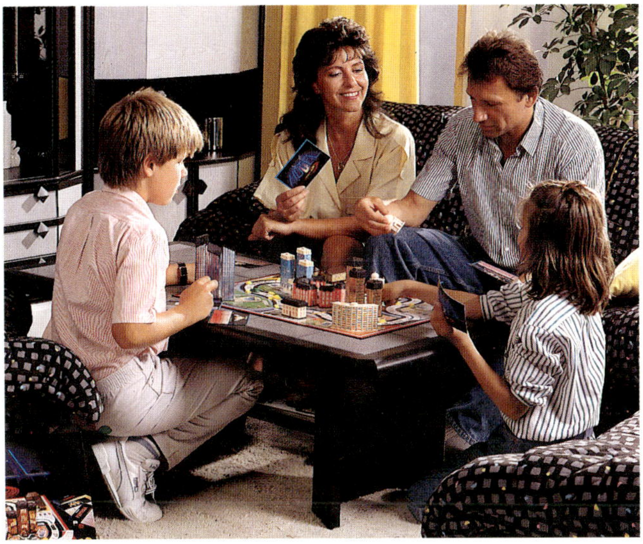

Familientherapie
Sie ist eine für kindliche Eßstörungen geeignete und erfolgversprechende Form der Behandlung.
Da das betroffene Kind in allen Lebensbereichen abhängig ist von seinen Eltern und seine Eßstörungen unmittelbar mit seiner Beziehung zur familiären Umwelt zu tun haben, ist eine Familientherapie bei Eßstörungen des Kindes fast immer ratsam.
Nicht das betroffene Kind steht im Mittelpunkt dieser Behandlung, sondern das soziale System, in dem sich die Familienmitglieder wechselseitig beeinflussen. Jede Familie hat ihre eigene Kommunikationsform. Bestimmte Regeln und Verhaltensweisen prägen den einzelnen in der Familie. In der Familientherapie wird mit allen Familienmitgliedern gemeinsam nach den Ursachen der kindlichen Eßstörung gesucht.
Die gesamte Familie erhält im Lauf der Behandlung Hilfestellungen im Umgang miteinander, und jeder einzelne lernt, die eigenen Bedürfnisse den anderen mitzuteilen und Konflikte nicht nur über das betroffene Kind auszutragen. Dieses findet damit Wege, auf Probleme anders zu reagieren als nur mit übermäßigem Essen oder mit Essensverweigerung.

Während einer Familientherapie bekommen alle Mitglieder Hilfestellungen im Umgang miteinander

Kinderpsychotherapie
Viele Eltern hegen gegenüber einer Therapie große Heilungserwartungen. Aber es genügt nicht, das Kind in die Behandlung abzugeben. Eine Kindertherapie ist nur erfolgreich, wenn Eltern ihre Bereitschaft zur Mitarbeit und zur Veränderung mitbringen.
Für eine Einzel-Kindertherapie wählt man meist die Methode der Spieltherapie, in die das soziale Umfeld des Kindes über das Spiel miteinbezogen wird. Über das Spiel kann das Kind seine emotionale Beziehung zu Menschen und Dingen darstellen, und es wird dadurch mit seinen Konflikten konfrontiert. Das Kind lernt, seine Gefühle wahrzunehmen, zu spüren und sie angemessen zu äußern. Durch dieses Spielen kann das Kind zunehmend mehr Selbstvertrauen entwickeln und sich sicherer fühlen; in der Einzelbeziehung zum Therapeuten/zur Therapeutin erfährt es Sicherheit und Vertrauen. In der Gruppen-Therapie finden soziale Begegnungen zwischen mehreren Kindern und einem Therapeuten/einer Therapeutin statt. Voraussetzung für die Teilnahme an einer Gruppe ist deshalb, daß das betroffene Kind schon so viel befriedigende Zuwendung seiner Eltern oder Bezugspersonen erfah-

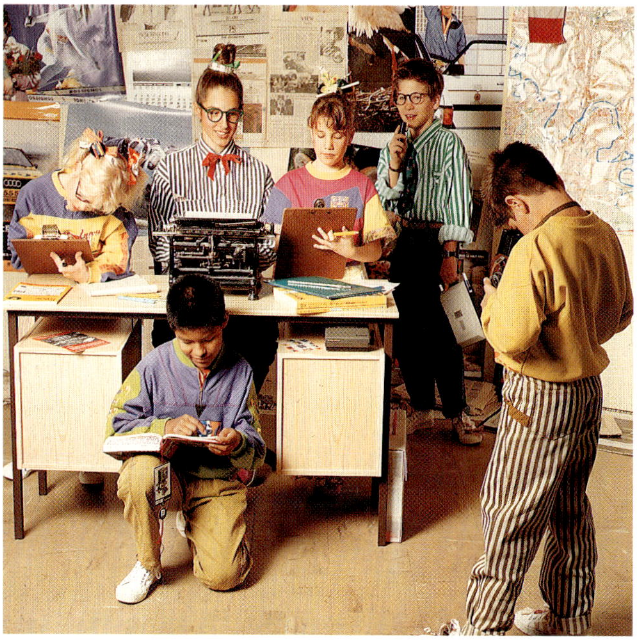

ren hat, daß es die Zuwendung des Therapeuten/der Therapeutin mit anderen Kindern der Gruppe teilen kann. So wie in der Einzelbehandlung wird auch in der Gruppentherapie mit Kindern viel mit kreativem Spiel, Rollenspiel, Gesprächen, Gestaltung, Musik und Bewegung gearbeitet.
Nicht geeignet ist eine Gruppentherapie für ein Kind, wenn es noch zu empfindlich gegenüber kritischer oder ablehnender Bewertungen anderer Kinder ist. Dann ist es sinnvoller, das Kind beginnt mit einer Einzelbehandlung.
In der Gruppe muß ein Kind in der Lage sein, Kontakt zu anderen Kindern aufzunehmen. Es lernt, mit ihnen zu sprechen, sich in andere Kinder einzufühlen, seine Bedürfnisse zu äußern und sich gegen andere Kinder durchzusetzen. Es lernt aber auch, sich abzugrenzen.

Rollenspiele sind eine Form des kreativen Umgangs mit Problemen

Im gemeinsamen Erleben von Gefühlen wie Freude, Spaß, Traurigsein, Wut und Aggression kann sich das kindliche Selbstwertgefühl stabilisieren.

Empfehlungen an betroffene Eltern

Falls Sie sich oder Ihr Kind in einer Rolle der beschriebenen Fallbeispiele wiedergefunden haben, sollten Sie aktiv werden und bestehende Probleme angehen. Auf den Seiten 74 bis 85 finden Sie weitere wertvolle Hinweise, was Sie als betroffene Eltern tun können und wo Sie Hilfe finden.
Sinnvolle Maßnahmen wären zum Beispiel eine begleitende Beratung oder Therapie. Hilfreich ist für viele Eltern auch eine Selbsthilfegruppe: So gibt es Selbsthilfegruppen für Eltern eßgestörter Kinder und auch Selbsthilfegruppen für Eltern kranker Kinder, die Diät halten müssen. Klären Sie in jedem Fall auch Ihre eigene Beziehung zum Essen, damit Sie dem Essen in der Familie nicht mehr Gewicht geben müssen, als ihm zusteht. Damit könnte der Streß rund ums Essen aus der Familie verschwinden. Der gemeinsame Tisch würde frei von Familiendramen, und viel Energie stünde für echte nährende Beziehungen zur Verfügung.

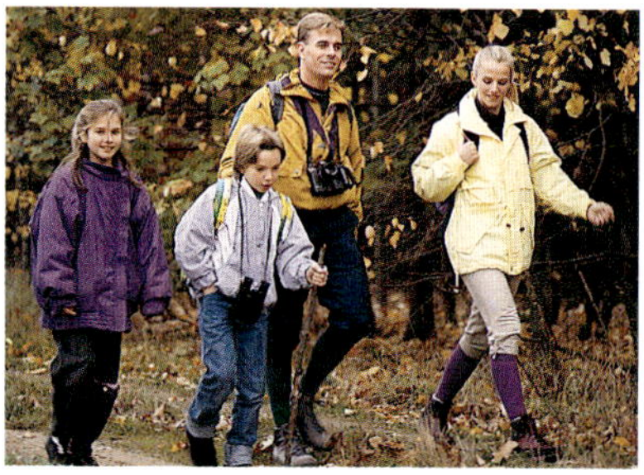

Eßstörungen bei jungen Mädchen

MARGIT KÜLLMER

Eßstörungen beginnen meistens im Jugendalter, und besonders bei Mädchen im Alter zwischen 14 und 18 Jahren ist eine starke Zunahme aller Formen von Eßstörungen zu verzeichnen.

Auslöser für eine Eßstörung können ganz verschiedene Faktoren sein, zum Beispiel eine Diät, ein Auslandsaufenthalt oder aber auch eine abfällige Bemerkung über die körperliche Erscheinung des Mädchens.

Hinter diesen möglichen Auslösern verbergen sich jedoch Angst, Unsicherheit und Überforderung in der Bewältigung der Aufgaben, die das Leben in der Pubertät an die Mädchen stellt.

Die körperlichen Veränderungen in der Pubertät, wie unter anderem das Wachstum des Busens, der Schambehaarung und der Beginn der Menstruation, bedeuten für die betroffenen Mädchen den Abschied von der Kindheit und den Beginn der körperlichen, seelischen und sozialen Entwicklung als Frau.

Zu den Aufgaben dieser körperlich-seelischen Entwicklung gehören unter anderem:

- Das Akzeptieren der eigenen körperlichen Entwicklung und Erscheinung.
- Die Beziehung zum eigenen Körper, zum eigenen Geschlecht und zur Entwicklung der Sexualität herzustellen.
- Die Auseinandersetzung mit der Rolle als Frau.

Identitätsentwicklung als Auslöser für Eßstörungen

Das kleine Mädchen bekommt seine Bestätigung als hübsches, liebes oder kluges Kind, seiner Geschlechtlichkeit wird wenig Bedeutung beigemessen. Das Mädchen ist, wie der sächliche Artikel schon besagt, quasi ein Neutrum, während dem Geschlecht des Jungen von Anfang an mehr Aufmerksamkeit zuteil wird. Durch die fehlende liebevolle Wahrnehmung seiner Geschlechtlichkeit durch die Eltern fällt es dem Mädchen schwer, seine sexuelle Identität zu fühlen und seinen Körper als Mädchen und Heranwachsende anzunehmen und auszudrücken.

Viele Mädchen wachsen daher mit dem Gefühl auf, daß sie lieber ein Junge wären.

Das Mädchen, das bisher seinen Körper kaum kennt, erlebt in der

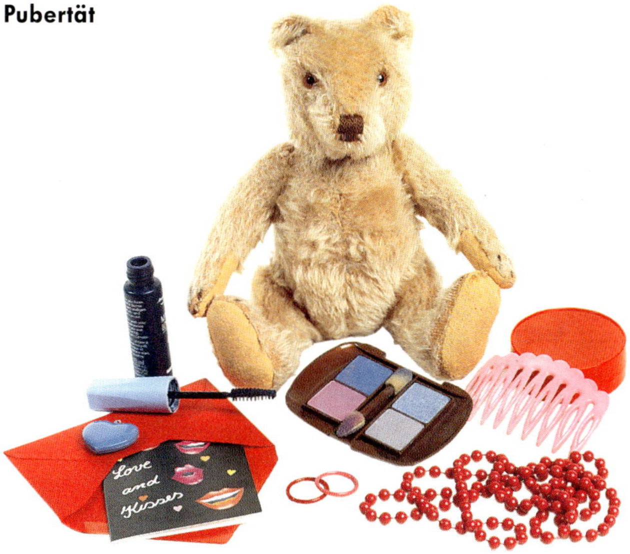

Kein Kind mehr, und doch noch nicht erwachsen – typisch für die Zeit der Pubertät

Pubertät, daß der Körper nun in den Mittelpunkt rückt. Sie fühlt, daß ihr der Körper durch die geschlechtliche Entwicklung entgleitet und ihr fremd wird. Sie kann ihn nicht beeinflussen, und sie weiß nicht, wie dick und wie dünn ihr Busen, ihr Bauch oder ihr Po werden. Sie ist verunsichert, ob der Körper ihr oder den anderen gefällt und ob er dem gängigen Schönheitsideal entspricht. Das Mädchen fühlt sich diesem nach außen sichtbar werdenden körperlichen Prozeß gegenüber machtlos und hilflos ausgeliefert.

Mädchen erleben durch die Pubertät einen Bruch in der Entwicklung und ihrer Selbsteinschätzung. Denn gute schulische Leistungen, die häufig die von Jungen übertreffen, reichen in der Pubertät nicht mehr für ein positives Selbstwertgefühl aus. Was jetzt viel stärker zählt, ist die Bestätigung des äußeren Erscheinungsbildes von Gesicht und Körper, also ihrer körperlichen Attraktivität. Die Unsicherheit und Fremdheit der Mädchen dem eigenen Körper gegenüber wird dadurch noch gesteigert, daß die Umwelt viel stärker auf die äußere Erscheinung reagiert als auf das, was Mädchen in der Schule leisten, was sie tun, denken und sagen. In der Familie, Schule und auf der Straße setzen ein Abtaxieren, ein Beurteilen durch Blicke sowie anmachende Bemerkungen ein. Das Mädchen wird zum Objekt der Betrachtung und beginnt, sich mit den Augen der anderen sehen zu lernen. Ihr Körper gehört zwar ihr, aber offensichtlich auch den äußeren Betrachtern. Das Ergebnis der Bewertung und Begutachtung bestimmt den Wert eines Mädchens als Frau und ihr Selbstbewußtsein.

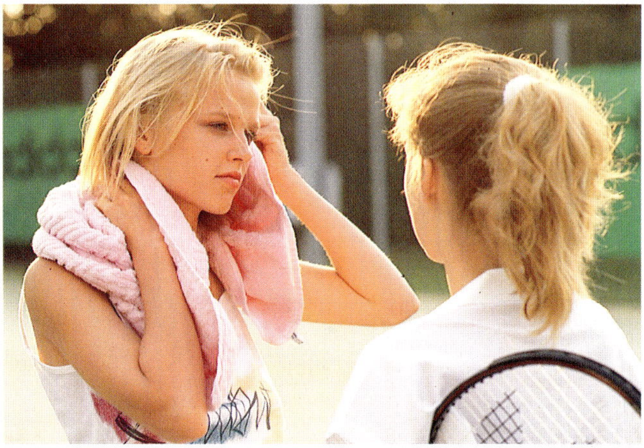

Sport und Spiel mit Gleichaltrigen hilft vielen Mädchen über ihre Fremdheit dem eigenen Körper gegenüber hinweg

Darüber hinaus kennen die Mädchen die Abläufe und die organische Beschaffenheit sowie die Empfindungsfähigkeit des weiblichen Körpers oft nicht, was die Entfremdung der Mädchen von sich selbst verstärkt. Sie werden so behandelt, als wäre es das Beste, nichts über den eigenen Körper zu wissen. Das hat zur Folge, daß Mädchen ihren Körper als etwas Bedrohliches und Diffuses erleben, etwas, wofür sie sich schämen müssen.

Die ambivalente Selbsteinschätzung der Mädchen spiegelt den gesellschaftlichen Umgang mit dem weiblichen Körper und mit weiblicher Sexualität wider. Der weibliche Körper ist faszinierend, anziehend, begehrenswert und verführerisch und unheimlich zugleich. So muß er permanent hergerichtet werden und bedarf strengster Hygiene, besonders in der Menstruationszeit. Achselhaare, Beinhaare, Körpergeruch und Ausfluß sind peinlich und müssen mit viel Aufwand unsichtbar gemacht werden. Mit Ignoranz wird immer noch an überlieferten Menstruationstabus festgehalten. Auch verbreitete sprachliche Formulierungen wie Schambehaarung, weibliche Scham, Schamhügel und »unten« verdeutlichen die Angst und die Abwehr in unserer Gesellschaft vor dem weiblichen Körper. Es gibt kaum positive Begriffe für das weibliche Geschlechtsteil und ein positives Annehmen des weiblichen Körpers.

In der Werbung und den Medien wird der weibliche Körper sexuell besetzt, vermarktet und als anregende Droge präsentiert. Dem Mädchen wird jedoch Stolz, Freude und Lust am eigenen Körper nicht vermittelt, weibliche Sexualität darf erst durch den Mann erweckt werden. Dazu kommt, daß mit der Geschlechtsreife für das Mädchen Körper und Sexualität unheimlich werden. Das junge Mädchen erhält Botschaften, daß allein auszugehen und leicht bekleidet zu sein, Männer anregt. Der Mann wird, da von ihm sexuelle Gewalt ausgehen kann, nun potentiell gefährlich.

Das Gefühl der Mädchen von Unsicherheit dem eigenen Körper gegenüber ist jedoch nicht nur auf die Geschlechtsorgane begrenzt. Die Darstellung des Schlankheits- und Schönheitsideals in den Medien vermittelt den Mädchen in massiver und penetranter Weise, wie jede Frau auszusehen hat. Alle Bilder suggerieren, daß ein schöner und schlanker Körper ein Universalmittel gegen Unsicherheit darstellt, der Erfolg auf allen Gebieten und Glück garantiert.

Ohne sich rigiden Zwängen zu unterwerfen, sollte man sich so pflegen, daß es zum eigenen Wohlbefinden beiträgt

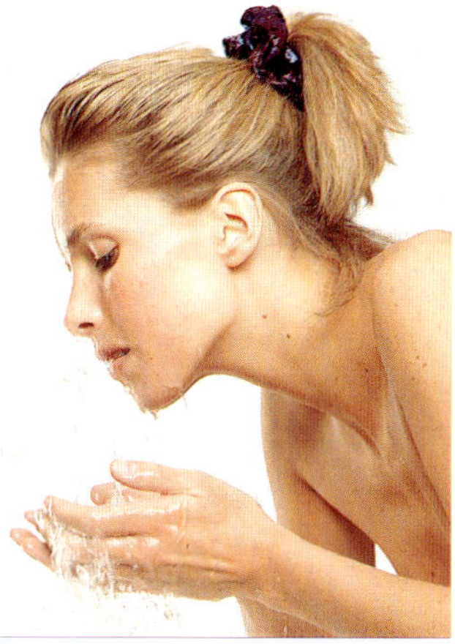

Auf diese widersprüchliche Anforderung bei der Bewältigung der Entwicklungsaufgaben in der Pubertät reagieren viele Mädchen mit Hilflosigkeit, Angst, Wut und Überforderung. Hinzu kommt, daß es bei der Entwicklung weiblicher Identität wenige hilfreiche Traditionen und erstrebenswerte Vorbilder gibt, auf die das Mädchen zurückgreifen kann. Die Mütter sind selbst oft mit dem gesellschaftlich gewandelten weiblichen Rollenbild überfordert und haben von sich als Frau und von ihrem Körper eine geringe Meinung, so daß sie selten in der Lage sind, ihren Töchtern zu einem anderen, stärkeren Selbst- und Körperbewußtsein zu verhelfen. Die Mütter wünschen den Töchtern oft ein besseres Leben. Wenn die Töchter sich entsprechend entwickeln, reagieren die Mütter jedoch häufig neidisch, da sie dadurch mit ihrem ungelebten Leben konfrontiert werden.

Für viele betroffene Mädchen stellt eine Eßstörung in dieser Phase eine Möglichkeit zur Bewältigung der Situation dar, sie reagieren in einer Überanpassung an das gesellschaftliche Schönheits- und Schlankheitsideal. Die Betroffenen bauen ihr noch labiles Identitätsgefühl auf die unbedingte Zustimmung der Umgebung auf und orientieren sich an dem durch Medien und Werbung aufgebauten Idealbild der perfekten Frau von heute. Da die Mädchen ihre innere Stärke noch nicht kennen, ahmen sie die Pseudowerte unserer Konsumgesellschaft nach: Schlanksein bedeutet Schönheit und Selbstkontrolle und steht wiederum für Disziplin, die einen hohen Stellenwert bekommt.

Trotz vielfältiger Aktivitäten fühlen sich viele Mädchen gelangweilt und leer

Mädchen von heute haben oft keine Zeit, um sich zu fühlen und sich wirklich wahrzunehmen, aber sie haben eine ungestillte Sehnsucht danach. Der Lebensalltag vieler Mädchen bedeutet Streß: Mit mindestens 30 Stunden Schule und einer Freizeit, die gespickt ist mit Kursen in Ballett, Fitneß und Musizieren. Die wöchentliche Arbeitszeit übertrifft somit häufig die von Berufstätigen.

Indem Mädchen modische Kleidung von Markenfirmen tragen, suggerieren sie, dabeizusein, dazuzugehören und auch perfekt zu sein. Die Markenkleidung und das entsprechende Outfit werden zur leeren Hülle für weiblichen Lebensstil und Lebensentwurf.

Dabei suchen die Betroffenen nach weiblichen Idealen in ihrem Lebensraum Schule und in der Jugendclique. Doch auch hier soll das perfekte Äußere verbergen, daß eßgestörte Mädchen an Langeweile und Gefühlen der Sinnlosigkeit leiden.

Eßgestörte Mädchen beschreiben oft eine große innere Leere. Das Mädchen weiß nicht, wer sie ist und wer sie sein will, wieviel Platz sie als Frau einnehmen darf und was ihr Sinn und Befriedigung geben kann.

Viele Mädchen versuchen, die Leere mit Essen zu füllen und sich vollzustopfen. Diese Abhilfe ist jedoch nur kurzfristig wohltuend. Das schlechte Gewissen über den dicken Bauch führt oft dazu, daß sie erbrechen oder Abführmittel nehmen, um den Freßanfall unge-

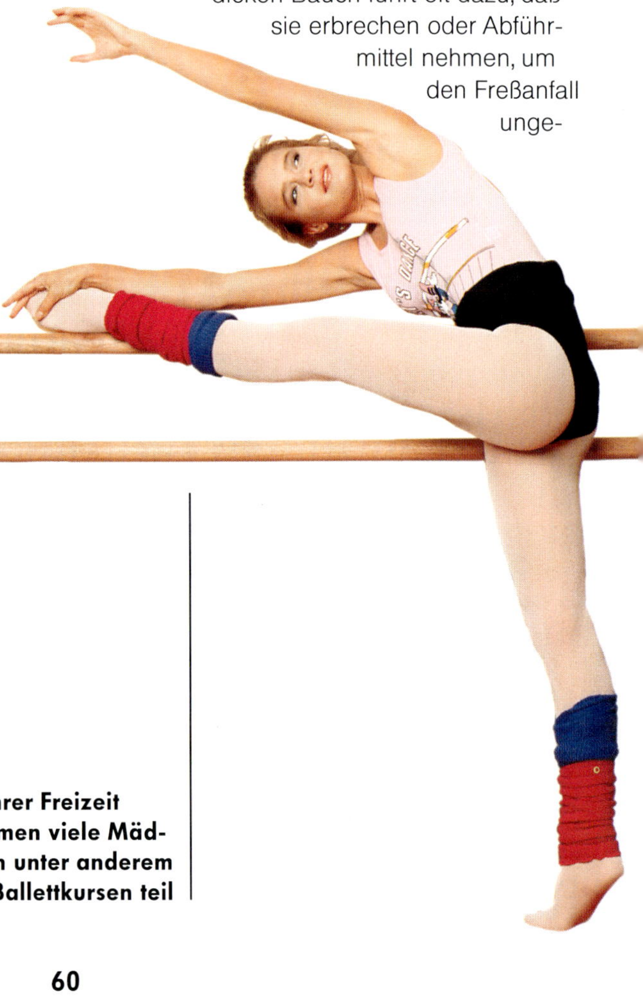

In ihrer Freizeit nehmen viele Mädchen unter anderem an Ballettkursen teil

schehen zu machen. Schuld- und Schamgefühl entstehen, und die Betroffene wird erneut von Gefühlen der Leere gequält, was zum Kreislauf des Essens und Erbrechens führt.
Hat ein Mädchen oder eine Heranwachsende erst das Ventil des Essens zur Linderung der Leere gefunden, hält sie daran fest. Die sich daraus entwickelnde Eßstörung – den Körper durch Essen und Erbrechen zu traktieren und zu gestalten – scheint auch der Leere Abhilfe zu schaffen. Das bulimische Mädchen erlangt sein Selbstbewußtsein durch den „tollen" Körper. Daß es dies nur durch Erbrechen erreichen kann, verbirgt es vor der Umwelt. Der Preis, den die Betroffene dafür bezahlt, ist die körperliche Schädigung, die sie sich damit zufügt und ein ewig schlechtes Gewissen sowie Selbsthaß.

In der Pubertät entwickeln Mädchen den Wunsch nach Zuneigung, Zärtlichkeit mit dem anderen Geschlecht und nach körperlicher Liebe. Auf der anderen Seite stehen Mädchen durch sexuelle Erfahrungen der Freundinnen und durch den freizügigen Umgang mit dem Thema Sexualität in Mädchenzeitschriften unter einem erheblichen Druck zur sexuellen Erfahrung. Viele Mädchen fühlen Angst und Abwehr vor dem Erleben und Ausleben ihrer Bedürfnisse und wollen sich dem Druck nicht stellen. Oft fällt es den Betroffenen schwer, ihr Bedürfnis nach Schamgrenzen und Schutz vor Intimität in der Familie oder im Freundeskreis zu wahren.

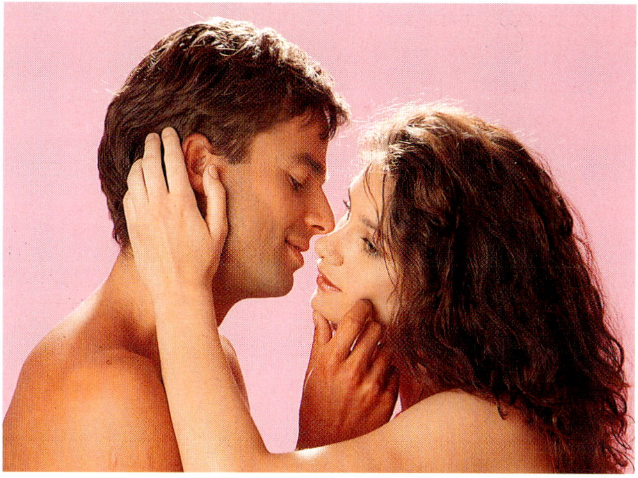

In der Pubertät entwickelt sich auch der Wunsch nach Zärtlichkeit mit dem anderen Geschlecht

Zwischen Essen und Sexualität bestehen viele Zusammenhänge; so drückt sich im Essen wie in der Sexualität aus, wieviel Bedürfnisse einer Frau zustehen. Mit dem Mund ißt, spricht und küßt frau. Wie die Sexualität findet auch das Essen oft im geheimen statt und ist Ersatz für Liebe und für vieles andere. Das Essen wird so zu einem eigenen Bereich, in den keiner hineinredet. Indem das Mädchen versucht, sein Essen zu beherrschen und zu kontrollieren, versucht es, Triebe und Sinnlichkeit zu kontrollieren und Lust zu bekämpfen. Um von diesen Gefühlen nicht überschwemmt zu werden, versucht die Magersüchtige, durch extremes Hungern die weibliche Geschlechtsentwicklung zu unterbrechen. Bleibt die Menstruation aus, hat sie den Beweis, daß ihr das zum Teil gelungen ist.

Was können Mädchen tun?
Die folgenden Anregungen möchte ich den Mädchen geben, die in diesem Kapitel ihre Lebenssituation und ihre Probleme wiederge-

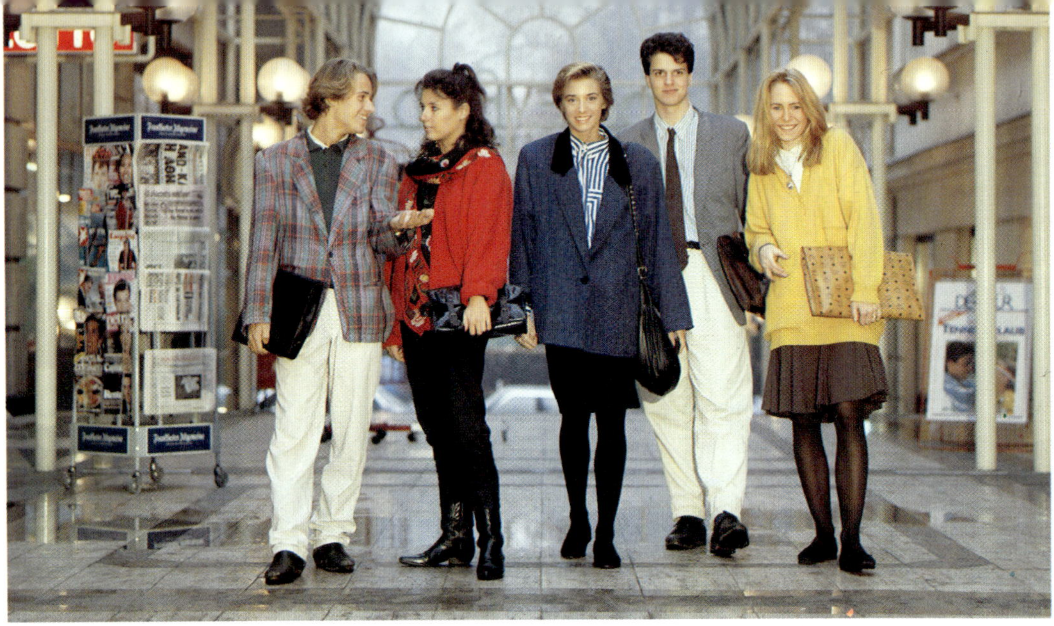

funden haben und die an einer Eßstörung leiden:

- Sei dir bewußt, daß mit jeder Diät eine Eßstörung beginnen kann.
- Wichtig ist, die Heimlichkeit im Leiden an der Eßstörung zu durchbrechen. Wende dich an eine Person deines Vertrauens und sprich über deine Eßstörung und die damit verbundenen Gefühle. In vielen Schulen gibt es Vertrauenslehrer- oder Suchtberatungslehrerinnen, an die du dich wenden kannst. Vermutlich befinden sich in deiner Klasse oder unter deinen Freundinnen noch andere Mädchen, die an einer Eßstörung leiden. Erfahrungsgemäß ist jedes Mädchen, das an einer Eßstörung leidet, dankbar für eine Ansprache und einen Austausch darüber.
- Auf den Seiten 106 bis 107 findest du Adressen von Facheinrichtungen, die dir weiterhelfen. Dort werden die verschiedensten Behandlungsmöglichkeiten angeboten.

Auch mit Freunden zusammen kann man viel unternehmen, was Spaß macht

- Es gibt viele andere Formen, sich zu wehren und abzugrenzen, als über das Essen und den Körper. Experimentiere mit dir und zeige, welches Potential du hinter deiner Fassade von Anpassung an andere verbirgst. Dein Körper soll ein Zuhause sein und kein Schlachtfeld. Versuche wieder Freude an deinem Körper und seiner Empfindungsfähigkeit zu haben. Genieße sportliche Erfahrungen aus der Freude an der Bewegung, und betreibe sie nicht als Wettlauf um Kalorien oder um die gestylteste Figur.
- Höre auf, darum zu konkurrieren, wer die Dünnste ist und wer am besten verzichten kann. Probiere die Dinge aus, die Spaß machen und lustvoll sind.
- Dein Selbstwertgefühl sollte sich nicht allein auf dein äußeres Erscheinungsbild gründen. Du bist mehr als dein Körper und dein Aussehen. Erkenne und freue dich an deinen Werten und Qualitäten als junge Frau.

Eßstörungen bei Männern

Dr. Verena Vogelbach-Woerner

Neuere Untersuchungen über das Eßverhalten bei Kindern und Jugendlichen zeigen, daß immer mehr Jungen ab 10 Jahren unter einem gestörten Eßverhalten leiden. Gestörtes Eßverhalten und massive Eßstörungen nehmen in den letzten Jahren vor allem bei der Risikogruppe der jugendlichen und jungen Männer zwischen dem 10. und 25. Lebensjahr zu – Grund genug, dieser Gruppe ein eigenes Kapitel zu widmen.

Da den Eßstörungen das Etikett Frauenkrankheit anhaftet, war es vielen betroffenen Männern lange Zeit unmöglich, ihr Problem als eine Eßstörung zu erkennen. Erschwerend kommt hinzu, daß man sich als Junge oder Mann noch stärker schämt oder schuldig fühlt, wenn man sich zu seiner Eßstörung in der Öffentlichkeit bekennt und sich Hilfe sucht, als dies bei Frauen der Fall ist. Die Kontrolle über die „normalste Sache der Welt", das Essen, und damit über den eigenen Körper zu verlieren bedeutet für Männer einen großen Verlust gerade von männlichen Werten wie Beherrschung, Stärke und Stolz.

Häufig ist die Hemmung, sich als Mann zu einer Eßstörung zu bekennen, mit Ängsten verbunden, damit gleichzeitig als homosexueller Mann zu gelten.

Erscheinungsformen der Eßstörungen bei Männern sind die Eßsucht, die Bulimie und die Anorexia nervosa. Diese drei Formen der Eßstörung werden jeweils an einem Fallbeispiel verdeutlicht.

Bei eßgestörten Männern kommen an Heißhungerattacken und Freßanfällen oder an das Hungern und Erbrechen gekoppelt auch andere Süchte vor. In diesem Zusammenhang sind neben dem übermäßigen Alkoholkonsum die Spielsucht, die Arbeitssucht, übermäßiges Beschäftigen mit Computern, die Fernsehsucht, die Konsumsucht, sexuelle Abhängigkeit und der gesteigerte Konsum von Tabletten (Schlaftabletten, Abführmittel, Aufputschmittel, ß-Blocker, Antidepressiva) zu erwähnen. All diese Abhängigkeiten sind im Laufe eines Männerlebens möglich, können einander abwechseln oder

Eßstörungen bei Männern kommen immer häufiger vor, doch gerade sie können sich dieses Problem oft lange nicht eingestehen

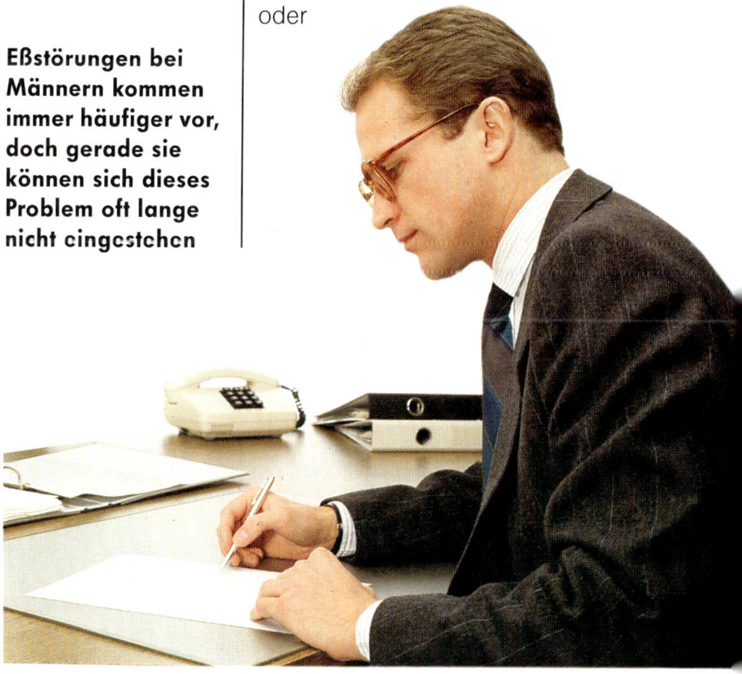

gekoppelt auftreten. Die Suchtkombination zwischen harten Drogen und Eßstörungen soll an dieser Stelle erwähnt, jedoch nicht näher erläutert werden.

Ursachen und Auslöser der Eßstörungen bei Männern

Hier muß vorausgeschickt werden, daß man die Ursachen männlicher Eßstörungen derzeit noch recht wenig erforscht hat. Die Erfahrungen aus den Therapien eßgestörter Männer zeigen jedoch, daß die Auslöser der Erkrankung vielfältig sind. Klar ist, daß der Eßstörung ein ungelöster innerpsychischer Konflikt zugrunde liegt, der sich durch das Symptom einer Eßstörung auf der Körperebene zeigt. Wir sprechen deshalb bei Eßstörungen von psychosomatischen Erkrankungen mit Suchtcharakter.
Als Ursachen für die zunehmende Zahl dieser Erkrankung bei Männern kommen neben gesellschaftlichen auch innerpsychische Faktoren zum Tragen.

Die Rolle des Mannes in unserer Industriegesellschaft hat sich nicht zuletzt durch die Emanzipation der Frau verändert. Die Rolle des Mannes ist weniger eindeutig definiert, alte Werte werden in Frage gestellt, und die Gesellschaft bietet Männern keine eindeutige positive Orientierung. Viele Männer sind deshalb in ihrem Selbstbewußtsein verunsichert. Darüber hinaus unterliegen Männer wie Frauen einem zunehmenden Leistungsdruck, den sie teilweise durch Suchtverhalten aufzufangen versuchen. In diesem Zusammenhang sei erwähnt, daß nicht nur die Eßstörung und

Die Rolle des Mannes ist heute weniger eindeutig definiert als früher, und auch Männer unterliegen einem enormen Leistungsdruck

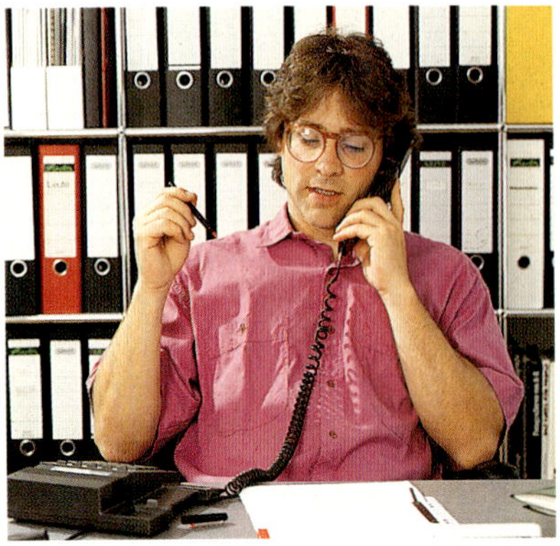

andere Süchte bei Männern zunehmen, sondern daß auch Potenzstörungen sowie andere psychosomatische Erkrankungen mit steigender Tendenz zu verzeichnen sind.
In unserer Zeit nimmt die Zahl der Single-Haushalte immer mehr zu, und dies hat auch Auswirkungen auf die Art und Weise wie sich Singles – insbesondere Männer – versorgen. Dabei ist unter Versorgung sowohl die körperliche Ernährung als auch die seelische Versorgung zu verstehen. Das Essen ist dann oft ein Ersatz für andere Versorgungsbedürfnisse und läßt den Betroffenen aufkommende Einsamkeitsgefühle überstehen.
Auch hat die Schönheitsindustrie den Mann entdeckt, und immer mehr Männer unterwerfen sich ihrem Diktat. Die Schönheitsindustrie und ihre raffinierte Schwester, die Werbebranche, versprechen dem (verunsicherten) Mann Erfolg, wenn er sich stylt und eincremt, wenn er etwas für seine „body-definition" tut und gut riecht. Und immer mehr Männer unterwerfen sich in zunehmendem Maße dem Zwang, einem perfekten Ideal

nachzueifern, das von der Werbung kreiert und auf den Mann zugeschnitten wurde, der nach männlicher Orientierung sucht. Und immer mehr Männer leiden daran, ein Ideal für ihren Körper und ihr Aussehen anzustreben, das sie nie erreichen können.
Zum andern bestimmen heute in starkem Maße Stars das Ideal eines Mannes; Stars aus Film und Fernsehen, aus der Musikszene sowie aus dem Wirtschaftsleben, mit denen sich der Mann identifizieren will und kann – Männer eben, die es geschafft haben. Das äußere Erscheinungsbild eines Mannes rückt damit immer mehr in den Mittelpunkt, sein Erfolg bei Frauen und im Beruf sind von seinem Äußeren abhängig. So ist es nicht verwunderlich, daß auch Männer versuchen, ihren Körper an das Schönheitsideal anzupassen. Sie streben nach einem Perfektionismus, der keine Fehler zuläßt. Dies führt die Männer auf den qualvollen Weg einer Eßstörung.

In der Betrachtung der innerpsychischen Faktoren als Ursachen von Eßstörungen gehen wir davon aus, daß diese Erkrankungen die Folge von unbewältigten und unbewußten Konflikten in der Entwicklung eines Menschen sind. Essen und Hungern dienen hierbei nicht der Lebenserhaltung, sondern sie stehen im Dienste anderer Bedürfnisse. Eßgestörte Männer leiden in starkem Maße unter Scham- und Schuldgefühlen wegen ihres Symptoms, insbesondere wenn sie bulimisch sind.
Der bulimische Mann leidet unter einem unlösbaren inneren Konflikt,

Mit der Nahrungsaufnahme werden nicht nur die körperlichen, sondern auch die psychischen Bedürfnisse befriedigt

der sich im Eß-Brech-Symptom ausdrückt. Einerseits will er alles verschlingen, andererseits kann er nichts annehmen. Entgegengesetzte und sich widersprechende Gefühle vermag er nicht unter einen Hut zu bringen. Solche Männer kennzeichnet oft eine extreme Entscheidungsunfähigkeit.
Eßsüchtige Männer kennen meist nur eine Antwort auf ihre Bedürfnisse nach Nähe und Kontakt: Essen. Gefühle von Wut und Traurigkeit nehmen die Betroffenen als solche nicht wahr, statt dessen essen sie, ohne jemals satt zu sein.
Magersüchtige Männer versuchen durch das Hungern die Kontrolle über ihre Bedürfnisse und den eigenen Körper zu erlangen. Meist liegt diesem Symptom eine Störung in der frühen Mutter-Kind-Beziehung zugrunde. Da die Eßstörung eine orale Störung ist,

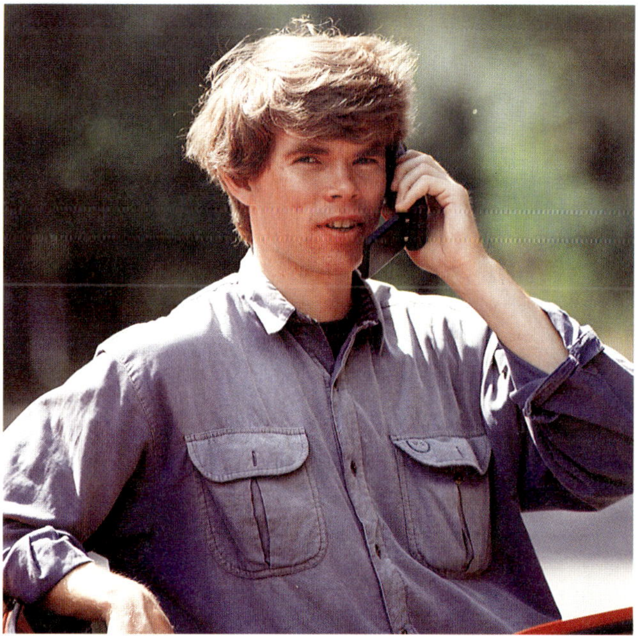

gehen die Fachleute davon aus, daß es sich dabei um eine frühe Störung handelt. Mit der Nahrungsaufnahme werden nicht nur die körperlichen, sondern auch die psychischen Bedürfnisse eines Säuglings befriedigt. In völliger Abhängigkeit macht dieser seine ersten Erfahrungen mit Personen. Mit der Nahrungsaufnahme lernt er das eigene Körperbewußtsein – die Grundsteine einer eigenen Identität werden gelegt. Bei eßgestörten Männern ist dieser Prozeß nicht optimal abgelaufen: Eßgestörte wurden entweder mit Liebe zugeschüttet, oder sie wuchsen in einer Atmosphäre des Mangels auf; auch wenn sie in einem Wechselbad beider Extreme aufgewachsen sind, kann dies sehr verwirrend gewesen sein.

Das Vater-Sohn-Verhältnis

Die gestörte Beziehung des Sohnes zu seinem Vater führt später unter Umständen zu einer Eßstörung. Ich konnte in meiner Praxis feststellen, daß es zum einen der fehlende, abwesende Vater ist, der dem Jungen den Start ins Männerleben so schwer macht. Zum andern kann ein strenger, autoritärer Vater die Eßstörung des Sohns auslösen. Doch eins ist beiden gemeinsam: die Eßstörung eines Sohnes, sei es, daß er eßsüchtig oder bulimisch wird oder eine Magersucht entwickelt, kränkt, verletzt, provoziert und ärgert den Vater. Es ist der Körper des Sohnes, der mit seiner Eßstörung dem Vater eine Botschaft übermittelt. Im Symptom der Erkrankung drückt sich all das aus, was der Sohn seinem Vater nicht angemessen vermitteln kann: Zum Beispiel, daß der Sohn mehr Zuwendung oder Verständnis bräuchte und daß der Vater einfach mehr anwesend sein sollte; die Wut des Sohnes auf seinen strengen Vater, dem gegenüber er sich ohnmächtig fühlt; daß sich der Sohn den Ansprüchen seines Vaters verweigert und vieles andere mehr.

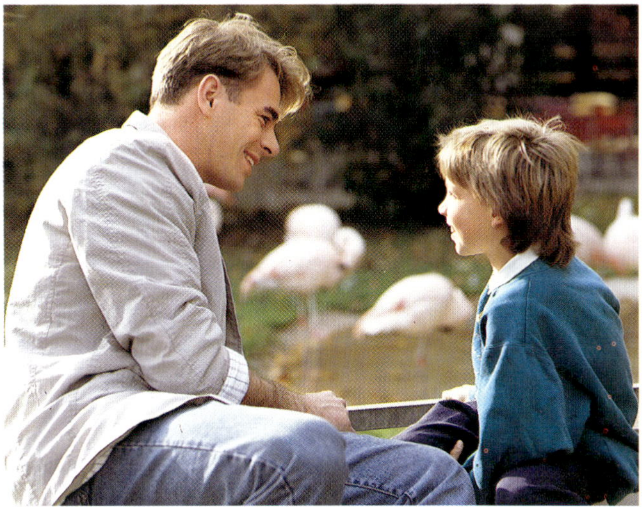

Eine positive Vater-Sohn-Beziehung erleichtert dem Jungen den Start ins Männerleben

Magersucht bei Männern

Unter Magersucht oder Anorexia nervosa versteht man die extreme Gewichtsabnahme, die die Betroffenen erreichen, indem sie die Nahrungsaufnahme streng kontrollieren und dann auch oft nur Minderkalorisches essen. Magersüchtige haben Angst, dick zu sein oder dick zu werden, auch wenn sie bereits extrem dünn sind. Die Körperwahrnehmung der Betroffenen ist gestört, ihre Gedanken kreisen ständig ums Essen und um ihr Körpergewicht. Die Kontrolle über das Essen zu behalten gibt ihnen das Gefühl von Stärke und Autonomie. Magersüchtige versuchen, den Körper mit dem Kopf zu beherrschen. Diese mangelhafte Ernährung hat natürlich körperliche Folgen, von denen hier die folgenden zu nennen sind:

- Verringerter Puls und Blutdruck,
- Sinken der Körpertemperatur und blaue Finger,
- Müdigkeit, Frieren, Verstopfung,
- Hauttrockenheit, brüchige Haare,
- Veränderung der Behaarung.

Ist es erst einmal zu körperlichen Folgeschäden der psychosomatischen Erkrankung Magersucht gekommen, müssen neben der Grunderkrankung natürlich auch die Folgeschäden behandelt und behoben werden.
Dazu ein Fallbeispiel aus meiner Praxis:
Ein magersüchtiger Mann, Ende Zwanzig, mit abgeschlossenem Hochschulstudium, 1,80 Meter groß, wog etwa 50 Kilogramm. Sein gestörtes Eßverhalten äußerte sich darin, daß er stundenlang minderkalorisches Essen (Gemüse, Magerjoghurt, große Mengen Süßstoff) kleinschnitt und ganz langsam verzehrte. Er las während des Essens am liebsten Kochbücher. Der gesamte Tagesablauf dieses Mannes war von seinen Essensritualen bestimmt. Das Essen beherrschte ihn und machte es ihm unmöglich, sich auf etwas anderes zu konzentrieren. Ein- bis zweimal im Monat hatte der Betreffende einen Freßanfall, weil er das Hungern nicht mehr aushielt. Hierbei aß er hochkalorisches, warmes und kaltes Essen sowie Unmengen an Süßigkeiten. Danach verachtete er sich zutiefst für den Kontrollverlust und prüfte sein Gewicht auf der Waage, zum Teil stündlich, und beobachtete, wieviel er jeweils abgenommen hatte; Abführmittel und harntreibende Präparate sollten das Abnehmen unterstützen.
Zur Biographie des Mannes ist zu sagen, daß er eine jüngere Schwester hat, die er sehr mag. Die Eltern führten keine gute Ehe, die Mutter war oft weg, und der Vater war sportbesessen und alkoholabhängig. War die Mutter abwesend, nahm der alkoholisierte Vater den Jungen zu sich ins Bett. Es kam regelmäßig zu körperlichen Übergriffen. Der Sohn versuchte in der Pubertät, dem familiären Drama zu entkommen, indem er das Essen verweigerte, sich „dünne machte" und stundenlang mit dem Mofa durch die Gegend fuhr. In der Schule hatte der Sohn immer gute Noten – weniger aus Begeisterung

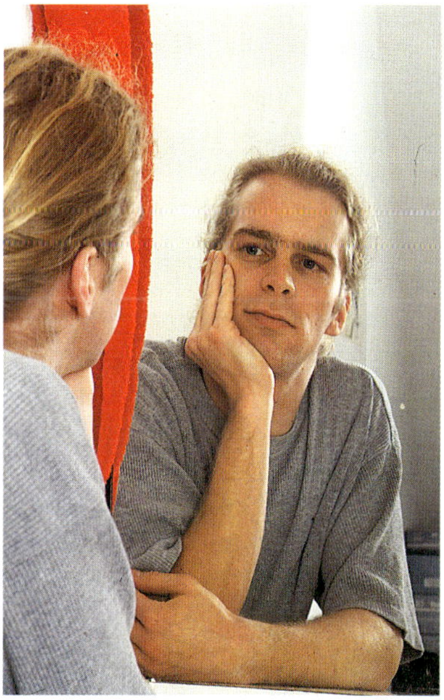

Eine realistische Körperwahrnehmung ist für magersüchtige Männer fast immer problematisch

für die Sache als vielmehr aus Pflichterfüllung und wegen seines Hangs zur Zwanghaftigkeit. Es war klar, daß der Mann aus dem elterlichen Milieu ausbrechen wollte, und er entschied sich für ein Studium. In der Hochschule fühlte er sich jedoch nicht heimisch, sondern fremd. Kontakt zu Frauen konnte er nur phantasieren. Der Mann begann sich immer mehr in den Gedanken zu flüchten, daß er deshalb keine Freundin habe, weil er zu dick und häßlich sei. Er besuchte ein Body-building-Studio, in dem er aber schon sehr bald Ängste vor homosexuellen Übergriffen entwickelte und das er somit auch nicht mehr besuchen konnte.

Im Alter von 16 Jahren begann der Mann bereits zu hungern, während seines Studiums wechselten Phasen extremen Hungerns mit Heißhungerattacken ab, und nach Beendigung seiner Ausbildung wurden die Ängste vor der Realität so stark, daß sich der Mann auf ein Gewicht von 42 Kilogramm herunterhungerte und bald zu schwach wurde, um ein normales Leben zu führen. Ein neunmonatiger Klinikaufenthalt mit tiefenpsychologischer Orientierung ermöglichte es dem Betroffenen erstmals, sich seiner inneren Problematik und dem gestörten Eßverhalten zu stellen.

Was geht Ihnen durch den Kopf, wenn Sie diese Fallgeschichte lesen? Lassen Sie Ihre Gedanken einfach kommen.

Anhand folgender Fragen bitte ich Sie, weiter über die Geschichte nachzudenken:

- Welche Funktion hatte die Magersucht bei diesem Mann?
- Was versuchte er damit zu kontrollieren und in den Griff zu bekommen?
- Wie verarbeitete der Mann die sexuellen Übergriffe des Vaters?
- Welche Rolle spielte Sucht in der beschriebenen Familie?
- Warum muß der Mann seine Schwester lieben?
- Wie ist sein Verhältnis zu seiner Mutter?
- Welche Funktion könnte die Magersucht bei Ihnen selbst haben?
- Waren auch Sie schon sexuellen Übergriffen ausgesetzt?
- Wie haben Sie diese Übergriffe verarbeitet?
- Kennen Sie das gute Gefühl, wenn Sie sich erfolgreich kontrollieren?
- Haben auch Sie sich schon einmal anderen überlegen gefühlt, wenn Sie besser als diese auf etwas verzichten konnten?
- Macht es Ihnen Spaß, für andere zu kochen, aber selbst dann nichts zu essen?

Bulimie ist keine reine Frauenkrankheit, immer häufiger sind auch Männer davon betroffen

Bulimie

Unter Bulimie versteht man anfallsartige Heißhungerattacken, denen selbst herbeigeführtes Erbrechen und auch der Mißbrauch von Abführmitteln folgt. Bulimiker beschäftigen sich zwanghaft mit dem Essen, mit der Essensbeschaffung und damit, wie sie die Nahrung wieder loswerden. Freßattacken können sporadisch auftreten, aber auch mehrmals täglich – da bleibt wenig Energie übrig für andere Aktivitäten, phasenweise folgt eine totale soziale Isolation. Häufig bringt die Bulimie die Betroffenen auch in große finanzielle Schwierigkeiten, und auch körperliche Folgeerscheinungen sind zu beobachten, zum Beispiel

- Heiserkeit,
- funktionelle Magen-Darm-Schwäche,
- Vergrößerung der Speicheldrüse,
- Kreislaufschwäche,
- Zahnschäden,
- Mangelerscheinungen des Stoffwechsels.

Bulimiker schämen sich vor sich selbst und vor anderen für ihr Verhalten. Das Eingeständnis vor sich selbst, bulimisch zu sein und dies dann vor einer anderen Person zu bekennen, ist jedoch der erste Schritt aus dem Suchtkreislauf. Hierzu ein Fallbeispiel aus meiner Praxis:
Ein junger Mann von 22 Jahren, 1,82 Meter groß und 62 Kilogramm schwer. Er war Student und lebte im Haus der Eltern, wo er ein Zimmer mit eigenem Bad und WC hatte. Der Mann ist Einzelkind, die Eltern sind beide berufstätig und als Sohn genoß er alle Freiheiten. Die verzweifelte und ratlose Mutter meldete sich bei einer Beratungsstelle, weil sie herausgefunden hatte, daß ihr Sohn unter Bulimie litt. Seit Monaten fand die Mutter den Kühlschrank häufig leer vor, die Vorräte waren weggegessen, und auch der völlig beschmutzte Zustand von Bad und Toilette des Sohnes blieb ihr nicht verborgen. (Auffällig an diesem Fall war, daß der Sohn das Erbrochene nicht versteckte, wie es bei den meisten Bulimikerinnen der Fall ist.) Über die Mutter fand der Sohn den Weg zu einer Therapie.

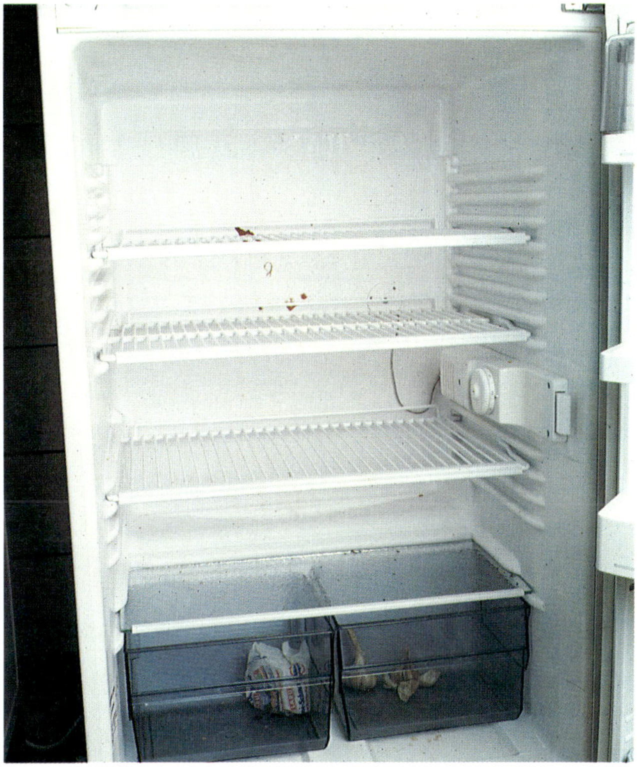

Während einer Freßattacke essen Bulimiker oft alle Vorräte, die sie finden können

Der junge Mann bestach durch seine differenzierte Ausdrucksweise und seine gepflegte und ansprechende äußere Erscheinung. Er war sich bewußt, welche Provokation der Eltern sein Verhalten darstellte und welche Spannungen im Zusammenleben dadurch entstanden sind. Dennoch fühlte er sich fast täglich zu Eß-Brech-Attacken getrieben – in der Bulimie kam seine unlösbare Spannung zum Ausdruck. Die unersättliche Gier trieb ihn zu Freßanfällen. Der Gedanke, das Essen im Körper behalten zu müssen, war unerträglich für ihn, so daß er sich erbrechen mußte.
Der Mann fühlte sich vom Vater ungeliebt. Er hatte schon immer

das Gefühl, es diesem nie recht machen zu können. Gleichzeitig verachtete der Sohn den Vater wegen seiner kleinbürgerlichen Lebensweise und dafür, wie er die Mutter behandelte.
Die Mutter schilderte der Mann als warm und herzlich. Sie habe für sich einen Weg gefunden, sich über ihren Beruf zu stabilisieren. Zwischen den Eltern herrschte seit Jahren eine tiefe Kluft. Seinen Berufswunsch habe der Mann mehr nach der Mutter ausgerichtet, da er sich mit ihr eher identifizieren könne. Er habe Kontakt zu Mädchen seines Alters, aber wenn diese Beziehungen enger werden, müsse er sie abbrechen.
Im Laufe einer langjährigen Psychotherapie konnte der junge Mann die Bedeutung der Bulimie als eine tiefe Identitätsproblematik verstehen und annehmen lernen. Auffallend war der immer wiederkehrende innere Konflikt zwischen Liebe und Haß, Erwünschtsein und Abgelehntwerden, zwischen ohnmächtiger Wut und Schuldgefühlen. Es fiel dem jungen Mann schwer, ein Mann zu sein, da er sich mit seiner Mutter besser identifizieren konnte und weil er den Vater als männliches Vorbild ablehnte. Die Mutter ihrerseits wollte ihren Sohn nicht verlieren, auch wenn sie das so nie äußern konnte. Der Sohn befand sich lange Jahre in einem problematischen Ablösungskonflikt von der Mutter und auf der Suche nach seiner männlichen Identität. Im nachhinein konnte der Mann sein Symptom, die Bulimie, so verstehen, daß sie ihn über vieles hinweggerettet hat.

Eine Psychotherapie hilft vielen die eigene Problematik zu verstehen

Bevor Sie weiterlesen, möchte ich Sie bitten, noch einen Moment in Ruhe über das Gelesene nachzudenken.
Folgende Anregungen möchte ich Ihnen dazu geben:

- Welchen inneren Konflikt drückt das Symptom Bulimie im geschilderten Fall aus?
- Wie geht der junge Mann mit Aggression um?
- Welches Verhältnis hat er zu seiner Mutter?
- Welches Verhältnis hat der Sohn zu seinem Vater?
- Welches Verhältnis hat der Mann zu sich selbst?
- Was verursacht ihm die großen Schuldgefühle?
- Wonach giert er, und warum kann er nichts annehmen?
- Welcher Konflikt kann sich hinter Ihren eigenen Eß-Brech-Anfällen verbergen?
- Kennen Sie das Gefühl, sich nicht entscheiden zu können?
- Haben Sie starke Scham- und Schuldgefühle wegen bulimischer Attacken?
- Kennen Sie das Gefühl, nichts annehmen zu können und keine Nähe zulassen zu können?

Eßsucht

Hierunter versteht man eine Eßstörung, die fast immer durch Übergewicht äußerlich sichtbar wird, denn die Betroffenen essen regelmäßig zuviel, halten immer wieder Diät, der dann Heißhungerattacken folgen. Eine direkte Folge dieses Verhaltens ist das Übergewicht, das meist mehr als 20 Prozent über dem Normalgewicht liegt und das weitere körperliche Symptome nach sich zieht:

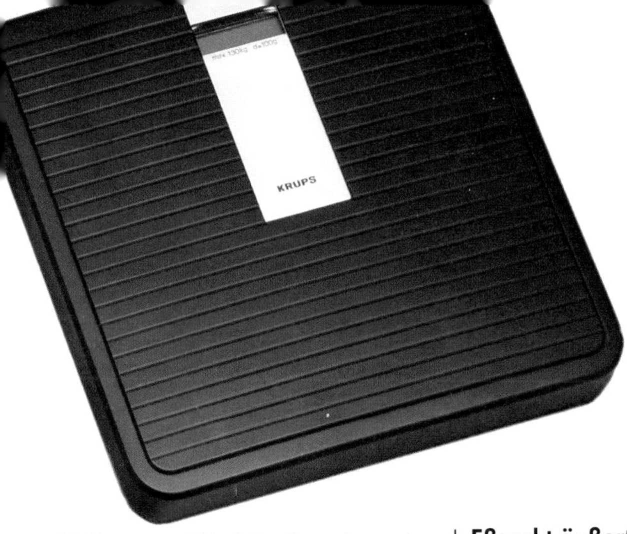

- Herz- und Kreislaufbeschwerden,
- Krampfadern,
- Diabetes,
- Skeletterkrankungen,
- Bluthochdruck, Schlaganfall.

Durch ständiges Essen haben die betroffenen Männer das Gefühl für Hunger und Sattsein verloren. Die Eßsucht ist in vielen Fällen verbunden mit dem Mißbrauch anderer Suchtmittel.
Hierzu ein Fallbeispiel aus meiner Praxis:
Ein junger Mann, 26 Jahre alt, wog bei einer Größe von 1,88 Meter 115 Kilogramm; er war seit seiner Kindheit übergewichtig. Der alleinstehende junge Mann hatte keine Freundin und war selbständiger Computerfachmann, dem es an keinem technischen „Männerspielzeug“ unserer Zeit fehlte (zum Beispiel ein dickes Auto, Autotelefon, Notebook, Computer, CD-Player, Videorecorder, Faxgerät).
Auffallend am Eßverhalten des Mannes war, daß er die normale Nahrung, die er meist in Gesellschaft von anderen oder in Restaurants aß, wahrgenommen hat, während er Essen und Getränke, die er alleine und nebenbei zu sich nahm, nicht als solche registrierte. So schilderte er beispielsweise, er habe ein Tagesmenüe in einem Restaurant gegessen und dazu zwei Gläser Cola getrunken, bevor er nach Hause ging. Dort telephonierte er, arbeitete am Computer und schaute fern. Dabei aß er allerdings große Mengen Süßigkeiten und Chips und trank Cola dazu. Was der Mann zu Hause aß und trank, war ihm jedoch nicht bewußt. Ein Gefühl von Hunger und Sattsein kannte der Betreffende seit Jahren nicht mehr. Das Dicksein diente ihm als Ausrede und Entschuldigung für seine Kontaktarmut. Trotz seines Übergewichts trieb der Mann viel Sport. Dabei zog er sich häufig schlimme Verletzungen zu – nicht zuletzt wegen des Gewichts. Das Selbstwertgefühl des Mannes schwankte zwischen Größenphantasien und Minderwertigkeitsgefühlen, seine Stimmung wechselte zwischen hypochondrischer Ängstlichkeit, Weltuntergangsstimmung und kindlicher Euphorie.
Aufgewachsen ist der Mann als einziger Sohn eines Gastwirteehepaares; die Eltern hatten kaum Zeit für ihn, sie mußten andere mit Essen und Getränken versorgen. Die meiste Zeit verbrachte der Sohn bei den Großeltern, die ihn verwöhnten und ihm vermittelten, daß sie von seiner Mutter nichts hielten. Als der Junge acht Jahre alt war, gaben die Eltern die Gastwirtschaft auf – danach wurde der Sohn immer dicker.
Als der Sohn in der Pubertät war, ging der Vater häufig fremd, und der Junge erlebte das Ehedrama

Eßsucht äußert sich fast immer durch Übergewicht

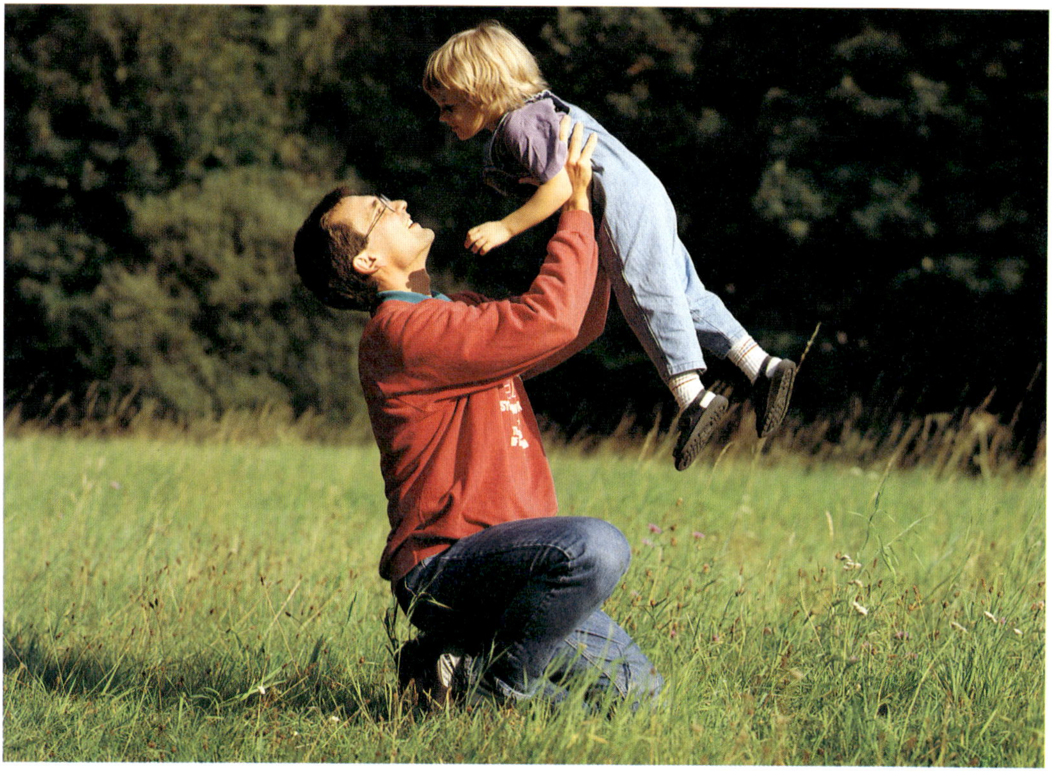

hautnah mit. Sein gestörtes Eßverhalten zeigte sich zu diesem Zeitpunkt so, daß er nur bei den Großeltern aß, das Essen, das die Mutter ihm zubereitete, verweigerte er. Immer öfter aß der Sohn vor den Augen der Mutter Fastfood, wie Pizza und Hamburger, was diese kränkte.

In einer langen Psychotherapie erkannte der Mann sein Fett als den körperlichen Ausdruck der Verzweiflung, von seiner Mutter nicht gut genährt worden zu sein, sowie als Opposition gegenüber dem Vater, dem er nicht vertrauen konnte. Das Dicksein schützte den Betreffenden vor weiteren Enttäuschungen im Kontakt zu anderen Menschen. Darüber hinaus lernte er langsam, all die verborgenen und heimlichen Süchte der Familienmitglieder zu erkennen. Dies entlastete ihn derart, daß er abnehmen konnte.

Das Vertrauensverhältnis zwischen Vater und Sohn entscheidet mit über die positive Entwicklung des Kindes

Bitte lassen Sie auch hier einen Moment die Fallgeschichte auf sich wirken. Als Anregung zum weiteren Nachdenken dienen Ihnen die folgenden Fragen:

- Welche Funktionen hat das Fett für diesen Mann?
- Welche Beziehung hat er zu seiner Mutter?
- Welche Beziehung hat er zu seinem Vater?
- Warum leidet der Mann unter Kontaktstörungen?
- Warum kann er keine Sexualität leben?

■ Was bedeutet für ihn das Essen?
■ Kennen auch Sie die Angst vor dem Essen?
■ Welchen Vorteil können Sie aus Ihrem Dicksein und Ihrem Übergewicht ziehen?
■ Was könnte sich in Ihrem Fett verbergen?

Bei allen drei geschilderten Fällen handelt es sich um junge Männer, die sich in einer Umbruchphase zwischen Jugend und Erwachsenenalter befinden. Bei eßgestörten Männern fällt auf, daß sie im emotionalen Bereich lange sehr kindlich geblieben sind, daß sie wenig Kontakt zu Gleichaltrigen pflegen und daß sie Ängste vor Bindungen und Abhängigkeit haben. Es ist das gestörte Verhältnis der Betroffenen zum Essen und zum eigenen Körper, in dem sich dieser Konflikt äußert. Das Leiden eßgestörter Männer am und im Körper ist Ausdruck einer tiefen Beziehungsstörung, die sich nur langsam aufheben läßt. Dies kann im Kontakt zu einem Therapeuten/einer Therapeutin oder zu einem Freund sowie in einer Selbsthilfegruppe, einer Therapiegruppe oder in einer Männergruppe geschehen. Welche Art der Hilfestellung sich anbietet, muß im Einzelfall entschieden werden.
Die möglichen Ursachen einer Eßstörung sind vielfältig, und die Situation läßt sich nur langsam und mit Geduld verändern. Eines aber ist sicher: Es handelt sich dabei um eine schwerwiegende Erkrankung, die man nicht auf die leichte Schulter nehmen sollte – Mann muß sie ernst nehmen. Deshalb mein Rat an eßgestörte Männer und ihre Angehörigen:
■ Nehmen Sie sich ernst.
■ Beobachten Sie Ihr Eßverhalten.
■ Beobachten Sie Ihren Umgang mit dem Körper.
■ Beobachten Sie Ihre Gedanken rund ums Essen, die Essensbeschaffung und das Wiederloswerden des Essens.
■ Gestehen Sie sich gegebenenfalls Ihre Rat- und Hilflosigkeit gegenüber der Eßstörung ein.
■ Informieren Sie sich über Hilfsangebote in Ihrer Umgebung.
■ Machen Sie den ersten Schritt heraus aus dem Suchtkreislauf, und vertrauen Sie jemandem Ihr Problem an.
■ Geben Sie nicht auf, wenn der erste Kontakt nicht Ihren Erwartungen entspricht, sondern geben Sie sich und einem andern noch eine Chance.

Selbsthilfegruppen eignen sich, um die Beziehungsstörungen, die den Eßstörungen zugrundeliegen, langfristig zu beheben

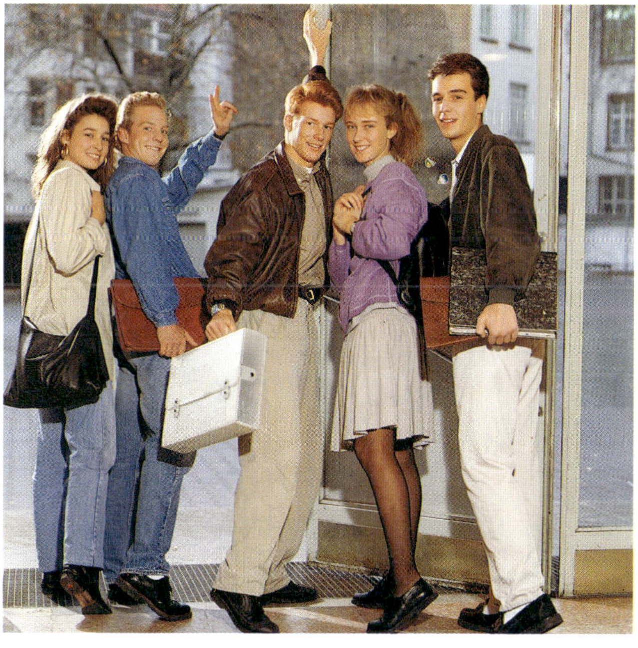

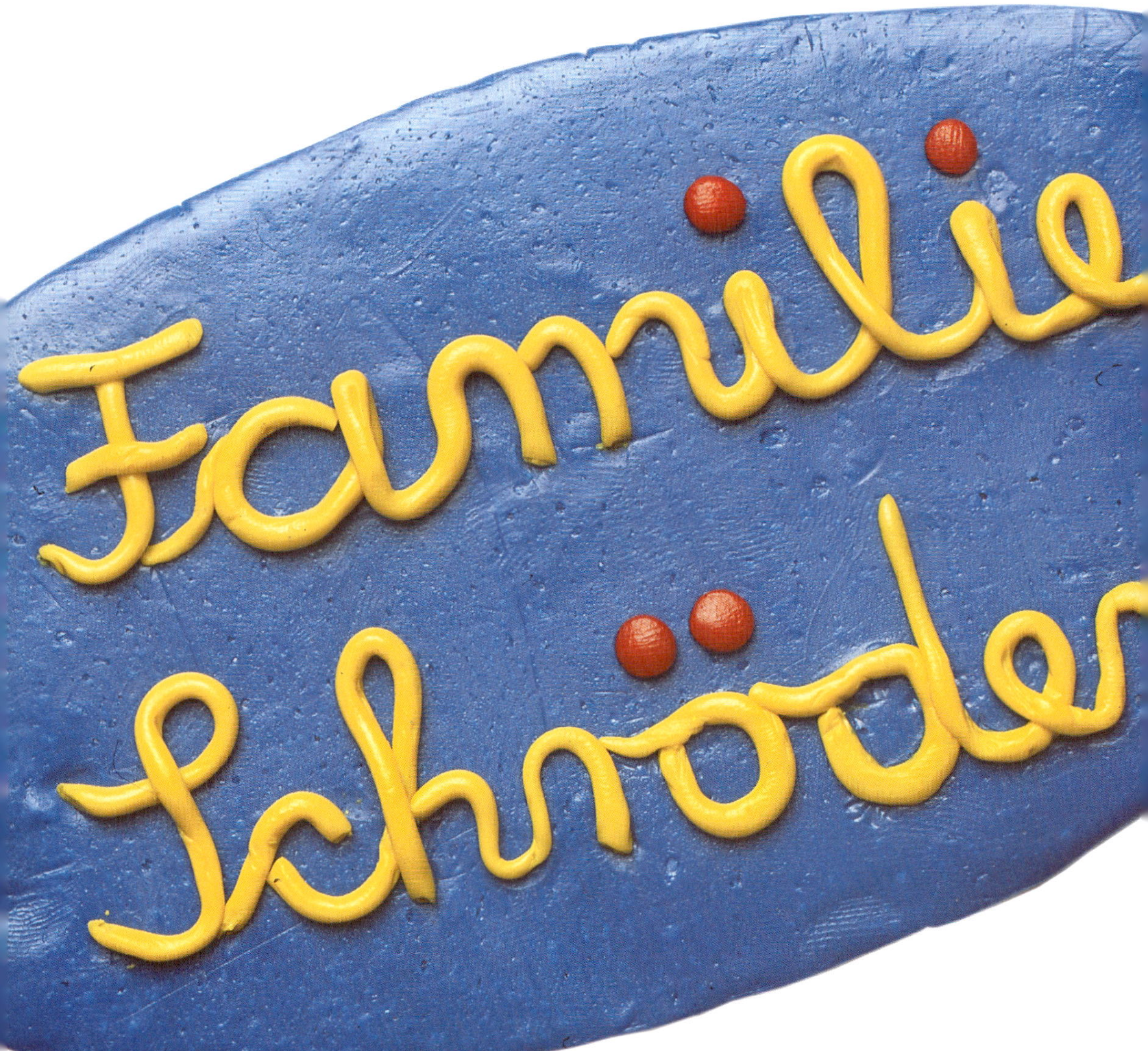
Familie
Schröder

Die Situation der Angehörigen

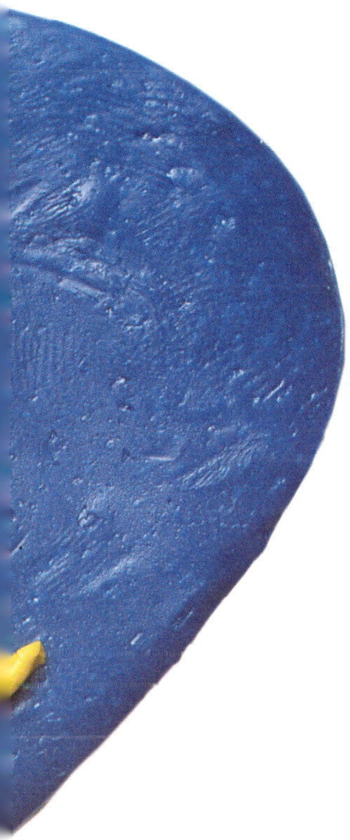

Angelika Klein-Wittmeier

„Wenn es ihr gutginge, könnte es mir auch wieder gutgehen." Mit diesem oder einem ähnlichen Satz antworten in der Beratung viele Mütter, Väter, Geschwister, Großeltern, Partner, Freunde und Freundinnen eßgestörter Mädchen und Frauen auf die Frage, wie denn ihr eigenes Befinden sei. Zuvor haben die Betroffenen meist ausführlich und mit großem emotionalem Engagement die Zwänge und Nöte des eßgestörten Mädchens oder der eßgestörten Frau dargestellt – ganz so, als ob es ihre eigenen wären.

Schon hier wird deutlich: Angehörige sehen die Magersucht, Bulimie oder Eßsucht nicht nur als Problem der Betroffenen, sondern die ganze Familie ist in Mitleidenschaft gezogen. Die Krankheit eines Familienmitglieds versetzt die übrigen in Anspannung und mobilisiert bei ihnen in der Regel Hilfeversuche. Bei Eßstörungen ist der familiäre Druck extrem groß, da die Problematik bei jedem gemeinsamen Essen, also mehrere Male am Tage, zum Streitfall werden kann.
Die Frage nach den Ursachen quält. Hilflosigkeit und oft maßlose Enttäuschung über fehlgeschlagene oder nicht angenommene Rettungsversuche für die Betroffene herrschen vor. („Wir hatten ihr einen Platz in der besten Klinik besorgt. Nach drei Tagen stand sie wieder zu Hause vor der Tür.“)
Gerade Eltern akut magersüchtiger und bulimischer Mädchen zermartern sich auf der Suche nach den Ursachen, sind hin- und hergerissen zwischen einem bedingungslosen Wunsch zu helfen und ohnmächtiger Wut.
Die scheinbar ausweglose Situation der betroffenen Familie läßt sich von zwei Seiten betrachten: Die Familienmitglieder geben individuelle Interessen auf und rücken näher zusammen. Alle konzentrieren sich auf das Eßproblem des einzelnen. Sie möchten der Krise, die offensichtlich durch die Erkrankung ausgelöst wurde, begegnen.
Umgekehrt kann eine chronische Eßstörung der unbewußte Versuch sein, eine Familie über eine mehr oder minder verborgene Krise hinwegzuretten. Wenn Kinder ihre Eltern nicht mehr in dem Maße brauchen wie früher, können alte Lebensträume wieder erwachen oder Gedanken an Trennung aufkommen. Kinder, die auf solche Tendenzen sehr sensibel reagieren, springen in dieser Situation häufig als „Retter“ ein, indem sie krank werden: Die Sorge um das gemeinsame Kind führt die Ehepartner in der Regel wieder näher zusammen. Damit lassen sich die anstehenden Veränderungen im Zusammenleben verdrängen.
Beide Aspekte sind zwei Seiten einer Medaille. Beide Ansichten zeigen, daß in der Familie positive Kräfte vorhanden sind, die für eine Heilung aktiviert werden können.

In den meisten Familien, in denen jemand unter Eßstörungen leidet, sind positive Kräfte vorhanden, die zur Heilung aktiviert werden können

An dieser Stelle möchte ich Ihnen keine konkreten Vorschläge für erneute „Hilfsprogramme“ bieten. Ich beabsichtige aber, Ihnen eine andere Sicht auf Ihre Familie zu vermitteln, so daß Sie selbst neue Wege für sich finden können. Um Ihnen die Dynamik der Beziehungen in einer Familie mit einem eßgestörten Mitglied deutlicher aufzeigen zu können, gehe ich zunächst auf Eßstörungen in der Paarbeziehung ein. Eltern müssen immer von Neuem daran arbeiten, als (Liebes-)Paar wieder zueinander zu finden.
Versuchen Sie bitte, bevor Sie weiterlesen, über folgende Fragen nachzudenken:

- Wie würden Sie leben, wenn Ihre Tochter/Ihre Partnerin nicht mehr an einer Eßstörung leiden würde?
- Wer bräuchte dann mehr Aufmerksamkeit?
- Wie würde sich Ihre Beziehung zu Ihrem Partner/Ihrer Partnerin ändern?

Eßstörungen in der Paarbeziehung

Die Magersucht einer Partnerin fällt am schnellsten auf, wird aber oft als Folge des exzessiven Sporttreibens interpretiert. Auch eine schleichende Gewichtszunahme bis zur Fettleibigkeit sowie häufiges Diäthalten gelten über einen langen Zeitraum als normal. Und nicht selten wird Bulimie länger als zehn Jahre übersehen. Das alles geschieht aus einem Grund: Eßstörungen können eine Partnerschaft oder die Familie auch stabilisieren.

Eßstörungen treten zum Beispiel auf – oder werden reaktiviert –, wenn Beziehungen in Engpässe geraten, wenn unterschiedliche Lebenskonzepte und Trennung im Raum stehen oder wenn Eltern oder andere nahestehende Personen sterben. In diesen Situationen kann deutlich werden, wie wenig Gemeinsamkeiten ein Paar noch hat. Was einst eine Liebesbeziehung war, ist nun kaum genußvoll, wenig nährend, sexuell unbefriedigend, begrenzt, oft gar behindernd und störend. Das Symptom Eßstörung bindet in einer solchen Situation die Aufmerksamkeit und deckt den Konflikt zu. Die Eßstörung dokumentiert, daß sich nichts zu ändern braucht – außer eben der Eßstörung.

Eßsüchtige Frauen, die keine Konflikte austragen können und alles in sich hineinfressen, bulimische Frauen, die nach außen hin die perfekte Fassade bewahren und heimlich alles „zum Kotzen" finden sowie magersüchtige Frauen, die den Rest ihrer Selbstbeherrschung im Hungern finden, garantieren, daß alles so bleiben kann, wie es ist. Würden sie nämlich lernen, nein zu sagen und ihre Gefühle ernst zu nehmen und zu äußern, müßte sich zwangsläufig die Aufgaben- und Rollenverteilung in ihrer Partnerschaft und der übrigen Familie ändern. Diese Veränderung ist langwierig und voller Konflikte,

Toleranz und Auseinandersetzung sind Bausteine einer lebendigen Partnerschaft

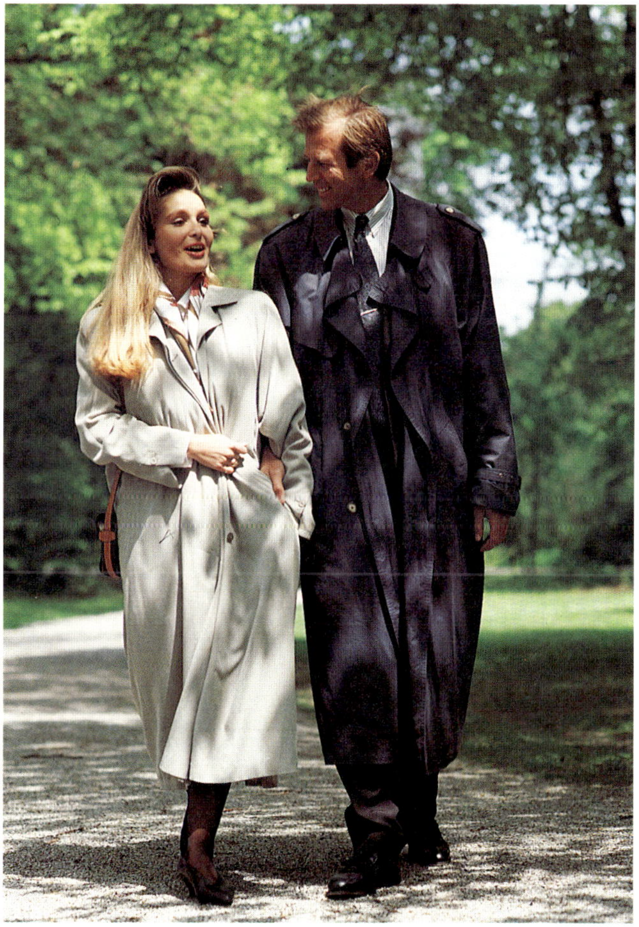

denn es geht letztendlich um die Auflösung von Abhängigkeiten, und das bedeutet, es müssen neue Möglichkeiten des gemeinsamen Lebens gefunden werden.
Bei der Wahl eines Partners wirkt unser Unbewußtes – wir legen Gesichtspunkte zugrunde, die uns nicht offen zugänglich sind. Wenn Sie nun über die Funktion Ihrer Eßstörung in Ihrer Paarbeziehung nachdenken, so können Sie versuchen, sie auch aus folgender Perspektive zu betrachten:

- Partner können nicht ausgelebte Teile von uns selbst verkörpern: „Ich bin eine Stubenhockerin – mein Mann muß immer unterwegs sein" oder „Mein Mann braust so leicht auf – ich bin immer ganz ruhig". Diese komplementäre, also sich ergänzende Partnerschaft kann lange Zeit gut funktionieren. Sie birgt aber eine Menge Zündstoff, da jeder Partner einen Teil von sich aufgibt: In den genannten Beispielen verzichtet sie auf ihren Wunsch nach Aktivität, er auf Entspannung zu Hause, sie enthält sich ihrer Wut, er flieht vor seiner Sensibilität.
- Zwanghafte, aufbrausende, dominante Männer finden abhängige, kindliche Frauen und umgekehrt: „Solange ich fett bin, darf er mich beschimpfen."
- Partner können Elternersatz in dem Sinne sein, daß an sie kindliche Versorgungsansprüche gestellt werden, oder auch umgekehrt, daß endlich ein Kind gefunden wird (auch wenn es in einem Manne steckt!), das versorgt werden will. Damit können die mütterlichen/geschwisterlichen Seiten einer Frau/eines Mannes über die Maßen aufleben – bis zur Selbstaufgabe. („Ich habe zu hohe Ansprüche an mich selbst. Ich möchte die ‚besseren Eltern' sein. Ich kann mich nicht fallen lassen.")
- Nicht zuletzt wird unbewußt ein Partner gefunden, der suchtgefährdet oder bereits süchtig ist, zum Beispiel alkoholabhängig. Damit läßt sich unter Umständen das aus dem Elternhaus gewohnte Drama fortsetzen. Beide Partner können sich gehenlassen und ungehindert gemeinsam die eigene Sucht ausleben, oder sie versuchen gerade über die starke Kontrolle des anderen sich vor der eigenen Sucht zu schützen; dies wäre Koabhängigkeit.

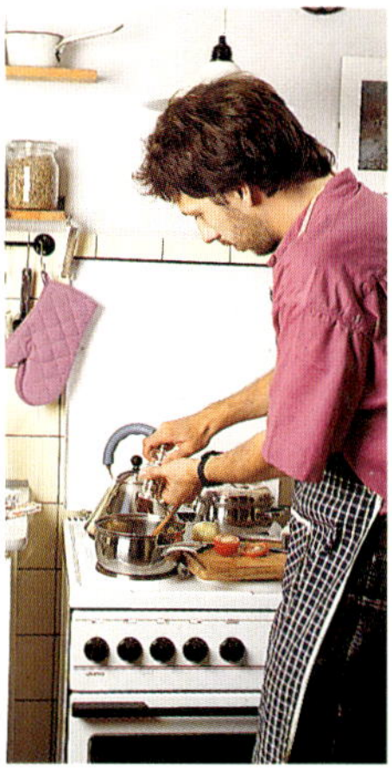

Bei der Bewältigung von Eßproblemen müssen oft neue Aufgaben- und Rollenverteilungen gefunden werden

An dieser Stelle sollten Sie sich auch fragen, wie es dazu kommt, daß der nicht erkrankte Teil des Paares oder die restliche Familie das Symptom füttert: Für Bulimiker und Bulimikerinnen wird der Kühlschrank gefüllt und die Toilette geputzt, bei Eßsüchtigen wird jeder Diätversuch untergraben, für die magersüchtige Frau oder das magersüchtige Mädchen besorgt man Eisentabletten, damit die Regelblutung wieder einsetzt. Sie sehen, es ist egal, ob der oder die Betroffene oder seine/ihre Angehörigen den ersten Schritt zur Veränderung tut/tun, der/die andere wird sich wohl oder übel auch mit bewegen müssen – unter Umständen also auch mit zur Behandlung gehen. Ein Mann aus einer Angehörigengruppe drückte das Fazit, das Ihnen den Weg zeigen kann, so aus: »Ich möchte mir helfen, damit sie sich helfen kann, damit wir uns weiter lieben können.«

Eßstörungen in der Familie

Meist sind Familienmitglieder mit ihren Gefühlen und ihrer Befindlichkeit in hohem Maße voneinander abhängig. In manchen Familien „ahnt" jeder die Gefühle und Reaktionen der anderen und versucht, sich auf diese „Ahnung" einzustellen: „Ich brauche sie nur anzusehen, dann weiß ich, was los ist." Vielleicht wurde in dieser Familie immer größter Wert auf Harmonie gelegt und wenig Differenzen zugelassen, vielleicht las man sich schon immer die Wünsche an den Augen ab. Unter dem Druck der Krankheit jedenfalls versäumen alle Beteiligten, sich zu vergewissern, ob die realen Empfindungen und Handlungen des anderen – speziell des Betroffenen – überhaupt der eigenen Wahrnehmung entsprechen. Je bedrohlicher der Gesundheitszustand der Betroffenen wird, desto mehr versuchen die anderen, keine Angst oder Traurigkeit zu zeigen oder zu spüren: „Ich habe mir den Hund geschnappt und bin raus, damit sie nicht merkt, wie weh mir das tut."

In anderen Familien betonen die Mitglieder Stärke, Jähzorn und Kontrolle. Gefühlsäußerungen der Schwäche, wie Trauer, Rührung, Verzweiflung, Anlehnungsbedürfnisse, beachten sie nicht oder machen sie gar lächerlich.

Häufig teilen sich auch Vater und Mutter den inneren Zwiespalt der Gefühle gegenüber der erkrankten Tochter auf: Die Mutter übernimmt beispielsweise den fürsorglichen Teil („Von mir bekommt sie jeden Tag Vitamintabletten und Calcium"), während der Vater dagegen ausdrückt, daß es auch Wut gibt und den Wunsch, nicht mehr mit der Eßstörung konfrontiert zu sein („Als sie nicht aufgehört hat zu brechen, habe ich sie erst einmal drei Wochen zum Wohnen in den Keller geschickt"). Auf diese Weise schützt sich jeder Elternteil vor den Gefühlen, die ihm am meisten Angst machen, indem er sie an den anderen delegiert. Die breite Palette der eigenen Gefühlswelt geht unter zwischen den Extremen Liebe und Haß, Alles oder Nichts. Dies geht natürlich nicht lange gut.

In vielen betroffenen Familien wird größter Wert auf Harmonie gelegt, Konflikte werden nicht zugelassen

Immer wieder kommt es zu Auseinandersetzungen und heftigen Wutausbrüchen auf allen Seiten. Von den Betroffenen selbst wird die Stimmung als erpresserische, nahezu unerträgliche Spannung zwischen sich und den Eltern und zwischen den Eltern als Paar empfunden. Die Tochter provoziert Streitereien, um ein Gegenüber, um Grenzen, um Zuneigung zu finden. Die Eltern lassen sich gegeneinander ausspielen. Sie werden in ihrer Elternrolle verunsichert und handlungsunfähig: „Sie hat uns voll im Griff. Was wir auch tun, wir machen es falsch."

Im Bemühen der gesamten Familie, das Beste aus der Lage zu machen, versteckt sich jeder hinter einer Fassade und verliert dabei sein reiches inneres Eigenleben. Unter dem Mantel einer verzweifelten, manchmal zornigen Fürsorg-

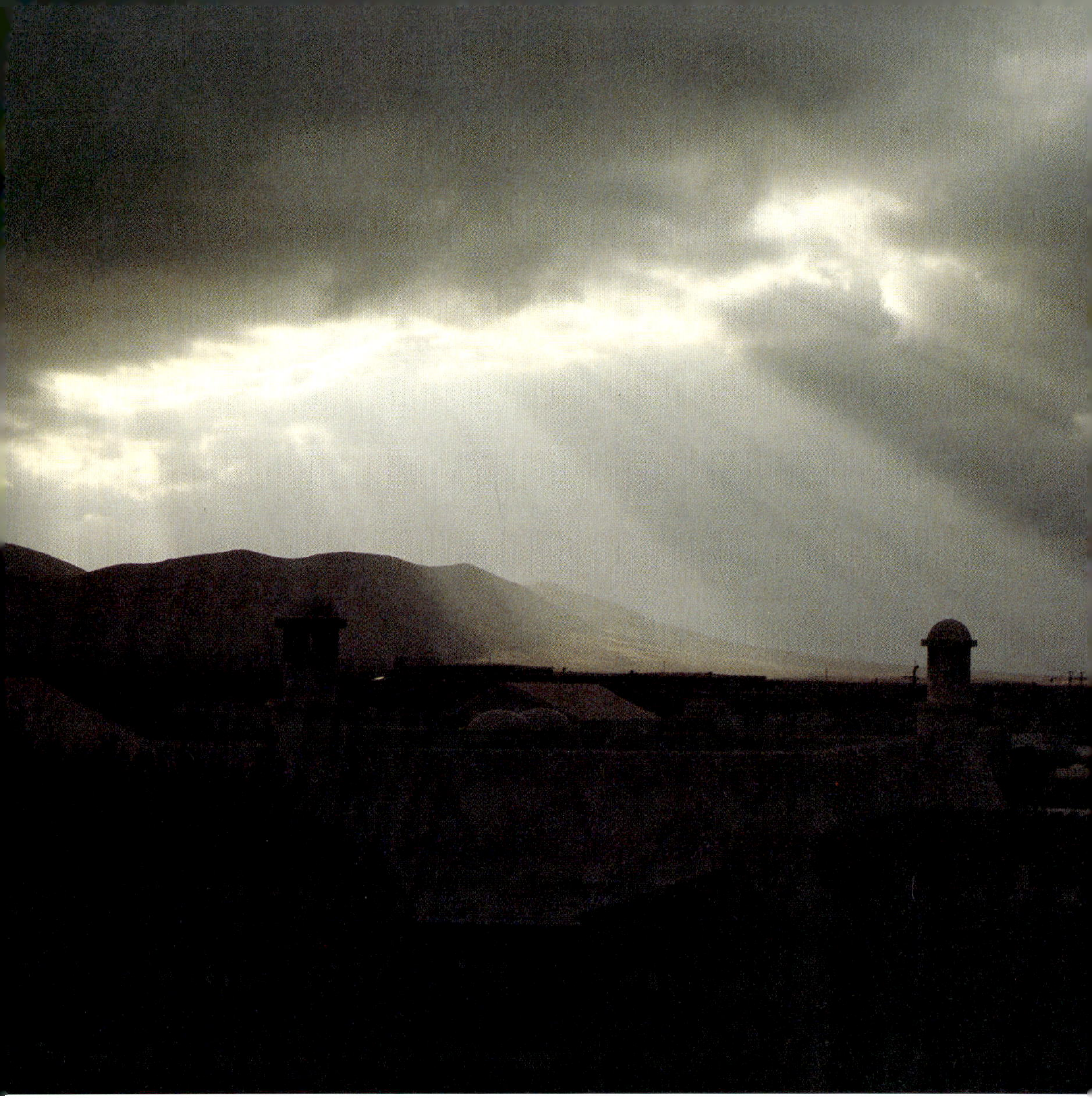

lichkeit für das kranke Familienmitglied ist gut versteckt, daß doch alle emotional verhungert sind. Wenn Sie als Angehörige den mutigen Versuch wagen, die eigene innere Widersprüchlichkeit gegenüber der/dem Betroffenen und die eigene Not zuzulassen und auch zu zeigen, werden Sie sehr schnell miteinander in eine

Eßgestörte empfinden häufig eine ungeheure Spannung in der Familie, ähnlich wie vor einem Gewitter

andere Art von Kontakt kommen. Denn es gibt Grundlagen in der Familie, auch bei dieser extremen Belastung miteinander in Beziehung zu treten. Eine Mutter drückte das so aus: „Ganz tief in mir berührt sie meine eigenen Gefühle. Manchmal geht mir das so nah, daß ich empfindungslos werde."

Die Schuldfalle

Es gibt kaum Eltern, die sich nicht vorwerfen, zumindest einer von ihnen sei ursächlich an der Entstehung der Eßstörung der Tochter schuld.
Die Mütter fühlen sich zuallererst verantwortlich für die Krankheit der Kinder. Zum einen, weil die Kindererziehung meist in ihrer Zuständigkeit lag und weil sie es sind, die beispielsweise bei Erziehungsberatungsstellen, Ärzten und Psychologen Auskunft darüber geben, wie normal die kindliche Entwicklung war. Zum anderen sind Schuldgefühle ein typisch weibliches Reaktionsmuster innerer Konfliktverarbeitung.
In der Regel versetzen Schuldgefühle Eltern in Erstarrung und verhindern, daß sie aktiv Verantwortung für die Veränderung der Situation übernehmen. Fast wie im Mythos gilt: wenn der oder die Schuldige erst definiert ist, löst sich das Problem von alleine. Allerdings – was in Ihrer Familie geschehen ist, ist geschehen und hatte auch seine Gründe; bestimmte Situationen und Geschehnisse haben Wunden und Narben hinterlassen. Auch wenn Sie sich selbst in Frage stellen, wird sich an der Gesamtlage erst einmal nichts ändern. Schuldgefühle machen lediglich einsam, sie untergraben Ihr Selbstwertgefühl und verhindern eine eindeutige, ehrliche, mitfühlende Beziehung zu Ihrem Kind.
Allerdings sollen Sie als Eltern nun nicht generell von Schuldgefühlen freigesprochen werden. Versuchen Sie jedoch, diese Gefühle produktiv zu nutzen, um einen Lösungsweg zu finden.
In der christlichen Ethik erfordert Schuld Sühne. Habe ich mich bei jemandem schuldig gemacht, hat dieser Macht über mich. Negativ betrachtet werden auf diese Weise Schuldgefühle zu einer Quelle von Zorn gegenüber der eßgestörten Tochter, deren abgemagerter Körper ohne Pause anklagt. Positiv betrachtet sind Schuldgefühle Ausdruck von Sich-verantwortlich-Fühlen, von Wünschen nach Nähe und Sicherheit und damit ein Ausdruck Ihrer Elternrolle. Ihr Kind provoziert mit der Eßstörung bei Ihnen Schuldgefühle – vielleicht ist gerade das seine Möglichkeit, mit Ihnen in engem emotionalem Kontakt zu bleiben.
Gleich, wie Sie Ihre Schuldgefühle bewerten, es lohnt sich auf jeden Fall, diesen Gefühlen nachzugehen und sie aus der heilsamen Distanz zu betrachten. Hilfreich dazu können folgende Fragen sein:

- Wie wurde in Ihrer Herkunftsfamilie mit Schuldgefühlen umgegangen? Wie wurden sie in Ihrer Erziehung eingesetzt? Wozu setzen Sie sie ein (zum Beispiel Erpressungen, Verpflichtungen, Aufrechnungen)?
- Welche Begebenheiten mit Ihrem Kind fallen Ihnen spontan ein, die Sie sich heute noch nicht verziehen haben?
- Über welche inneren und äußeren Konflikte verbieten Sie sich, offen zu sprechen? Was könnte

Verharren Sie nicht in Schuldgefühlen, sondern nutzen Sie Ihre Kräfte um Lösungswege zu finden

sonst passieren? Was fürchten Sie am meisten?

- Welche anderen Gefühle tauchen in Ihnen auf, wenn Sie den Schuldgefühlen nachspüren?

Eltern können sich und andere entlasten, wenn sie versuchen, hier und heute einen Neubeginn zu machen. Dazu gehört, daß Sie sich erlauben, die Situation mit Abstand genau anzusehen – auch mit Hilfe von Fachleuten. Zunehmend werden Sie sich dann wagen, Ihre eigenen Bedürfnisse zu äußern. Wenn Sie die wirklichen Beziehungen und Differenzen in Ihrer Familie wahrnehmen können, wird es auch möglich sein, neu mit Ihrem Kind in Kontakt zu treten, ohne Schuldzuweisungen und Vorwürfe: „Ich habe gelernt, daß ich Fehler nicht mehr reparieren kann. Ich versuche, anders zu sein – ich nehme meine Tochter einfach in den Arm."

Verschließen Sie sich nicht, sondern wagen Sie, Ihre eigenen Bedürfnisse und Gefühle zu äußern

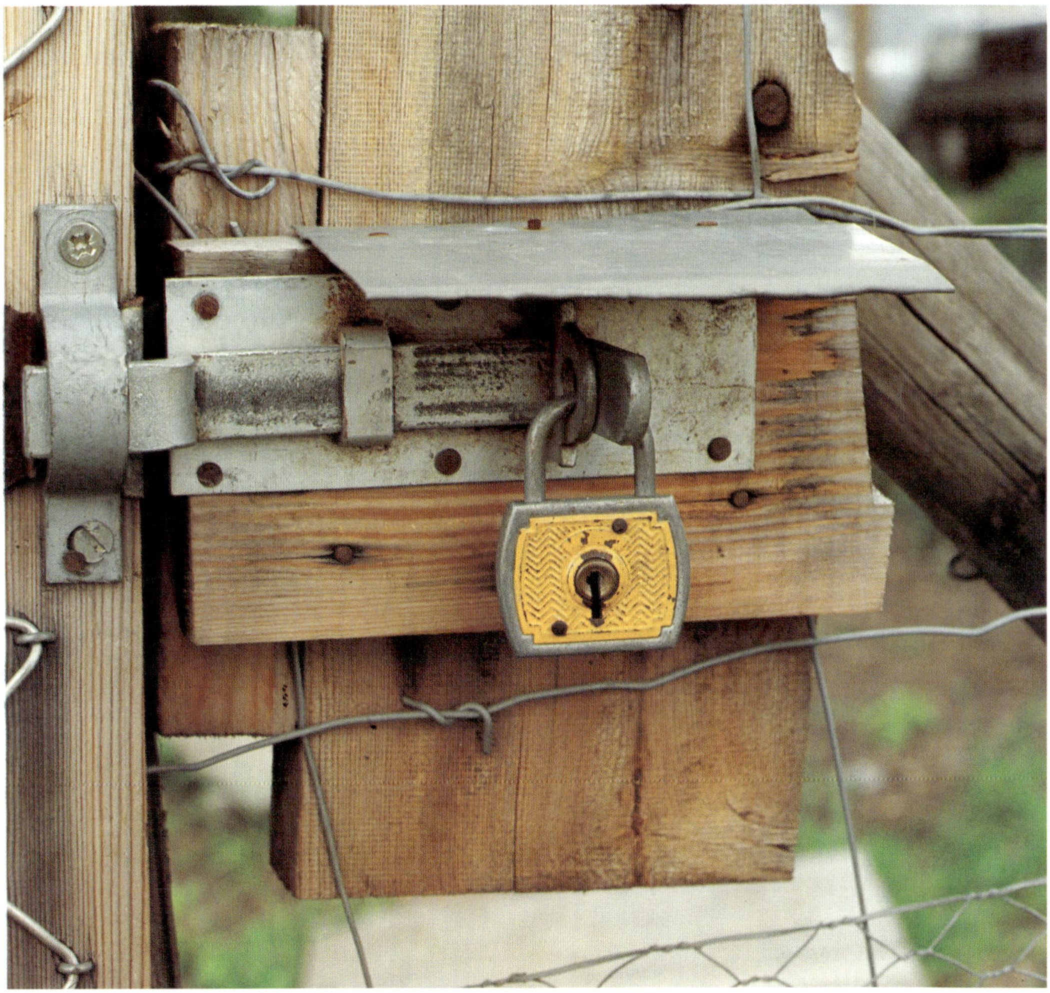

Die Normalität der Krise

Wenn Eltern eßgestörter Kinder sich mit anderen Eltern über ihr Familienleben und über Erziehungsfragen austauschen würden, könnten sie feststellen, daß es – außer der Eßstörung – eine Menge Gemeinsamkeiten gibt. Leider schiebt sich die Eßstörung so massiv in den Vordergrund, daß die betroffene Person dahinter kaum mehr gesehen wird. In den Hintergrund tritt beispielsweise, daß die Tochter sich in der Pubertät befindet oder daß sie als Erwachsene pubertäre Konflikte nachholt, die sie nie ausgelebt hat. Doch was ist das Gemeinsame, das betroffene Eltern mit anderen Eltern teilen können? Es sind die Anstrengungen des Übergangs in ein anderes, neues Stadium des familiären Zusammenlebens, ausgelöst durch die Pubertät des Jugendlichen. Es spielt dabei keine Rolle, ob die Pubertät vorgezogen oder lange verzögert ist, das Hauptthema ist die „Ablösung". Neue Entwicklungsstufen im familiären Zusammenleben sind immer kritisch, denn sie bringen sowohl für die Kinder als auch für die Eltern eine mehr oder weniger starke Verunsicherung mit sich. Die alten Strategien zur Problemlösung taugen nicht mehr.

Was genau heißt nun Ablösung? Sie wird oft als ein Weggehen oder ein Verlassenwerden verstanden, doch dies sind rein äußerliche Veränderungen, die keine Auskunft darüber geben, was die sich Trennenden innerlich erleben. Eine 35jährige bulimische Frau, die jeden Tag eine Stunde mit ihrer Mutter telefoniert, ist innerlich genauso wenig losgelöst wie eine pubertierende Jugendliche, die noch zu Hause lebt. Auf beide wird die jeweilige Mutter eher wie auf ein Kind denn als eine eigenständige erwachsene Gesprächspartnerin eingehen.

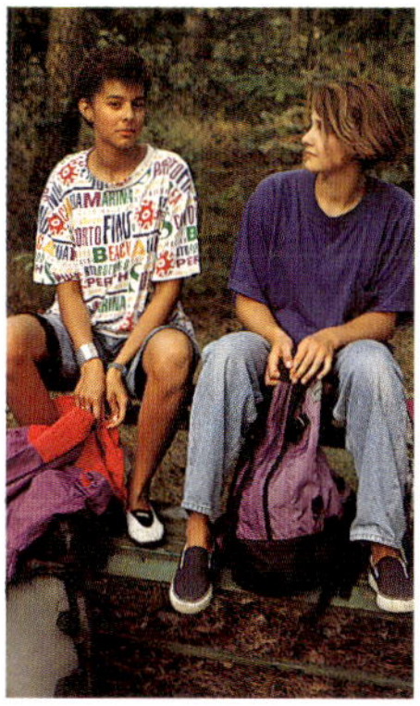

Die Pubertät ist die Zeit, in der die Kinder ihre wachsende Selbständigkeit auch erproben

Ablösung in diesem Sinne ist ein innerer Prozeß, der ein ganzes Leben lang dauert und immer wieder neu aktualisiert wird, etwa durch Alter, Krankheit oder Todesfälle in der Familie. Dabei aktivieren drohende oder reale Verluste Gefühle, beispielsweise Verlustängste, Zuneigung, alte Kränkungen oder Abhängigkeiten. Positiv formuliert heißt Ablösung also, neue innere Bilder für die familiären Bindungen und Einstellungen zu finden sowie alles Eigene neu zu bewerten. Eigene Zukunftsperspektiven zu finden gehört ebenso dazu, wie den eigenen Körper mit seinem Reifungs- oder Alterungsprozeß anzunehmen. Das gilt für die Eltern wie für die Kinder und geht sicher niemals schmerzlos vonstatten. Im schlechtesten Fall versucht die ganze Familie, aus Angst vor einer Veränderung am Vertrauten festzuhalten.

Nun zwingt insbesondere die körperliche Entwicklung eines Mädchens zur Frau auch die Eltern, sich mitzuentwickeln. Häufig werden dann Erinnerungen der Eltern an ihre eigene Jugend wach. Nehmen doch auch Sie sich etwas Zeit für die Erinnerung:

- Wie haben Ihr Vater, Ihre Mutter und Ihre Geschwister Ihre Privatsphäre und Ihre intime Gefühlswelt anerkannt als Sie jung waren?
- Können Sie heute Ihrem Kind Geheimnisse lassen?
- Lesen Sie zum Beispiel – natürlich mit der Ausrede, Sie hätten sich gesorgt – das Tagebuch?
- Kann Ihre Tochter alleine im Badezimmer sein?
- Können die Männer der Familie Ihrer Tochter begegnen, ohne die Atmosphäre zu sexualisieren?

Gerade die sexuelle Entwicklung einer Tochter gibt Anlässe, sich mit der eigenen Körperlichkeit und Sexualität auseinanderzusetzen. Hat eine Mutter selbst sexuelle Schwierigkeiten oder Angst, dick zu werden, kann sie der Tochter wenig Rat geben. Eventuell sind die Eltern auch als Mann und Frau verunsichert: Nach Jahren der Elternschaft nun wieder als (Liebes-)Paar zu leben, ist Neuland. Die Partner haben verlernt, sich alleine zu genießen.
Die Eßstörung eines Kindes, gerade die Magersucht einer Tochter, zeigt in dieser Situation die inneren Konflikte und Ängste aller Beteiligten auf: Die körperliche Entwicklung soll verhindert werden. „Ich darf euer Kindchen, ihr dürft meine vorsorgenden Eltern bleiben. Nichts braucht sich zu ändern." Andererseits zeigt sich so Protest: „Über eine Sache habt ihr keine Macht: über meine Stärke, meinen Körper zu kontrollieren und zu formen. Also laßt mich los." Somit ist die Eßstörung ein verzweifelter Versuch des Kindes, sich selbst zu finden, und gleichzeitig

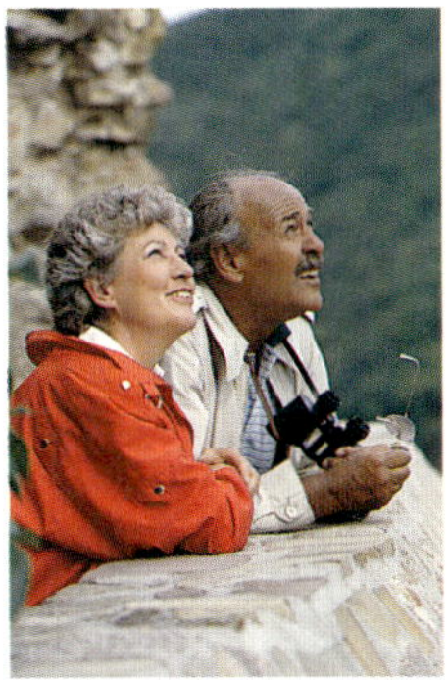

Als Eltern heranwachsender Kinder sollten Sie Ihre eigene Freizeit aktiv gestalten

eine lebensbedrohliche Anstrengung, anstehende Veränderungen in der Familie zu verhindern.
Besonders im Symptom der Magersucht drückt sich stumm aus, daß die innere Ablösung von den Eltern mit Todesangst verknüpft ist. Bulimische Töchter setzen manchmal Selbstmorddrohungen ein, um sich selbst abgrenzen zu können. Sie reagieren unbewußt auf den inneren Zwiespalt der Eltern, die einerseits gerne erwachsene Kinder hätten („aus dem Haus"), andererseits das Kind noch brauchen.
Diese zwiespältigen Gefühle teilen viele Eltern leider untereinander auf (Mutter: „Wenn es ihr so schlecht geht, dann darf sie zu mir ins Bett." Vater: „Zum Sterben brauchst du nicht nach Hause zu kommen.") Auch hier ist es wichtig, daß beide Elternteile sich ihrer Gefühlsambivalenz bewußt werden und sich nicht weiter in diese starren Rollen versteifen. Denn auch der Vater ist beispielsweise innerlich zutiefst geängstigt, daß seine Tochter sterben könnte, und die Mutter wiederum kann ihre Wut sonst nicht loswerden.
Erwachsenwerden fordert Vorbilder. Sie als Eltern können deshalb Ihren Kindern nur helfen, indem Sie positive Modelle von Eigenständigkeit vorleben. Gehen Sie zum Beispiel Ihren Freizeitaktivitäten und beruflichen Interessen nach, und malen Sie sich Ihre Zukunft aus, in der Ihre Kinder aus dem Haus sind. Es hilft oft besonders, wenn Sie bereits schon proben, was Sie sich für die Zeit vorgenommen haben, in der Ihr Kind wieder gesund ist!

Wo können Sie Hilfe finden?

Gerade, wenn schon viele Ihrer eigenen Versuche, Ihrem Kind zu helfen, fehlgeschlagen sind, wissen Sie, daß Sie zur Bewältigung der Eßstörung Hilfe von außen brauchen. Scheuen Sie sich nicht, die Angebote von speziell dazu eingerichteten Institutionen auch in Anspruch zu nehmen. Die folgenden Stellen bieten Ihnen Ihre Unterstützung an:

- Zentren für Eßstörungen, Kurkliniken und manche Kinderkrankenhäuser bieten neben Einzel- und Paarberatungen auch Seminare für Angehörige an.

Scheuen Sie sich nicht, sich einem Fachmann anzuvertrauen

- Familien- und Eheberatungsstellen der Kommunen, des Evangelischen Regionalverbandes sowie der Caritas.
- Al-Anon-Familiengruppen; es handelt sich dabei um Selbsthilfegruppen der Organisation „Angehörige und Freunde von Alkoholikern, die ihre Erfahrungen, Kraft und Hoffnung miteinander teilen, um ihre gemeinsamen Probleme zu lösen", die sich auch anderer Süchte und Abhängigkeiten angenommen haben.
- Selbsthilfegruppen vor Ort (siehe Seite 106 und 107).

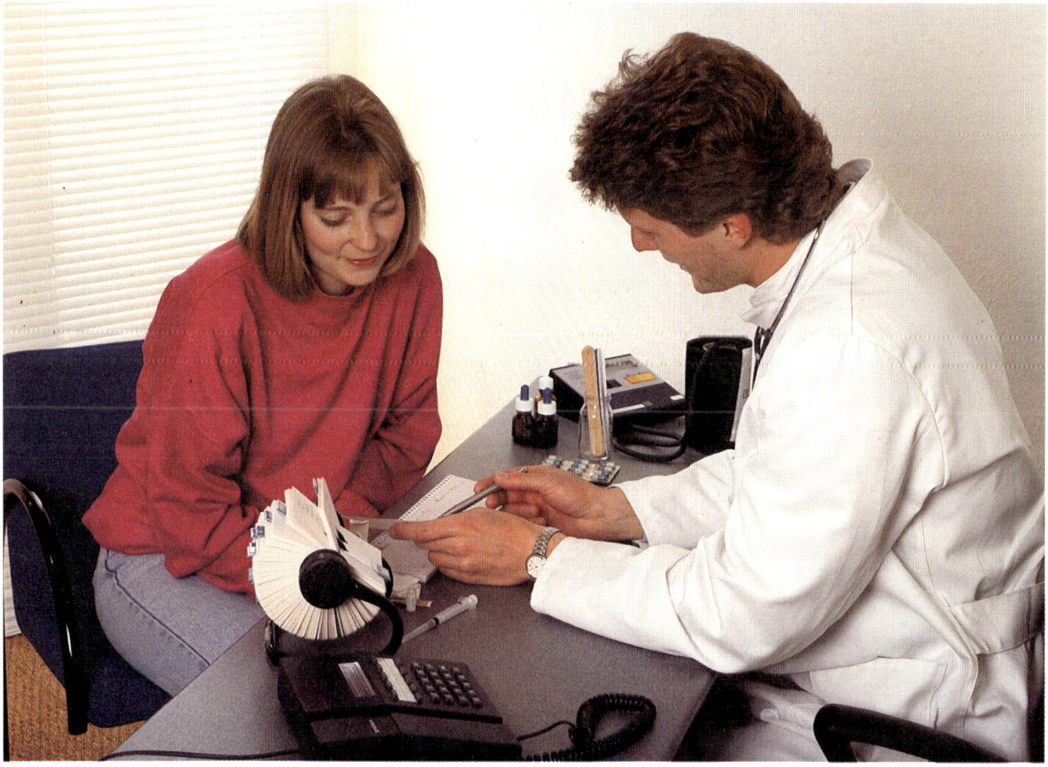

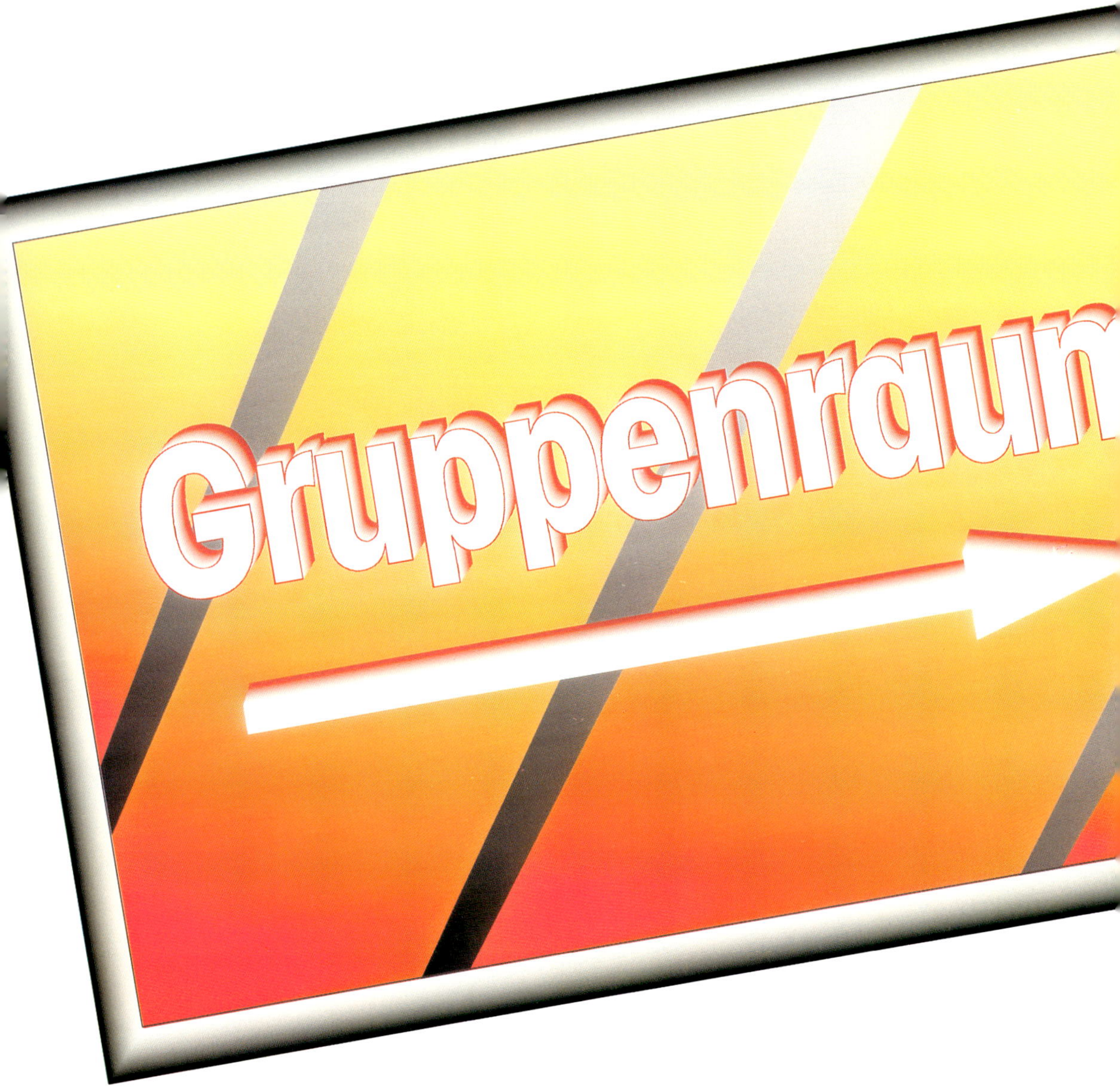
Gruppenraum

Therapeutische Behandlung und Selbsthilfe

Für die Behandlung einer Eßstörung ist in erster Linie von Bedeutung, daß der oder die Betroffene eingesehen hat, daß Hilfe von außen notwendig ist, um dem Teufelskreis der eigenen Zwänge zu entkommen. Im zweiten Schritt muß dann geklärt werden, ob die Behandlung durch einen Therapeuten oder die Selbsthilfe den richtigen Weg zur Heilung darstellt.

Die Behandlung von Eßstörungen

Dr. Verena Vogelbach-Woerner
Margit Küllmer

Falls Sie sich entschlossen haben, etwas gegen Ihre Eßstörung zu unternehmen, stellt sich die Frage, wie können Sie dabei am besten vorgehen? Zu Beginn möchte ich Ihnen den Rat geben: Folgen Sie Ihrem Entschluß, Ihre Eßstörung als Krankheit ernst zu nehmen, und werden Sie tätig – warten Sie nicht bis zum nächsten Tag.

Beratungsstellen

Informieren Sie sich an Ihrem Wohnort oder in der näheren Umgebung, welche psychosozialen Einrichtungen Hilfe bei Eßstörungen anbieten. Dies können beispielsweise spezielle Beratungsstellen für Eßstörungen sein, von denen es in der BRD zur Zeit zwölf Stück gibt. Sie können sich aber auch an Beratungsstellen für Ehe-, Familien- und Lebensprobleme, Erziehungsberatungsstellen oder auch Drogenberatungsstellen wenden. Es gibt sie sowohl von staatlichen als auch kirchlichen Trägern. Die ersten Informationsgespräche in diesen Institutionen dienen Ihnen dazu, die Hilfsmöglichkeiten dieser Beratungsstellen kennenzulernen; sie haben den Vorteil, daß sie nichts oder nur wenig kosten.

Selbsthilfegruppen

Informieren Sie sich über Selbsthilfegruppen von Eßgestörten an Ihrem Wohnort. Falls solche existieren, finden Sie die Adressen in der örtlichen Zeitung, in Stadtzeitungen oder in den oben genannten Beratungsstellen. Eine weitere Möglichkeit besteht darin, selbst eine Selbsthilfegruppe zu gründen, indem Sie an Orten mit viel Publikumsverkehr, wie Supermärkte, einen Aushang machen oder in der Zeitung inserieren. Wagen Sie diesen Schritt, er kann der erste zu Ihrer Heilung sein!

Folgen Sie Ihrem Entschluß, Ihre Eßstörung als Krankheit ernst zu nehmen – werden Sie aktiv

Das Gespräch mit einer Vertrauensperson

Nicht vergessen möchte ich an dieser Stelle, daß ein Gespräch mit einer Person Ihres Vertrauens, der Sie Ihre Probleme eröffnen, ein ganz entscheidender Schritt zu einer Behandlung Ihrer Eßstörung sein kann. Unter Umständen unterstützt auch das Lesen eines weiteren Buches über Eßstörungen diese „Eröffnung". Sie finden auf Seite 108 und 109 einige ansprechende Titel aufgeführt.

Das Gespräch mit einem Arzt/einer Ärztin

Sie können auch mit Ihrem Arzt oder Ihrer Ärztin über Ihre Eßstörung reden. Wenn Sie mit ihm oder mit ihr nach der geeigneten Therapie suchen, sollten Sie aber auch darauf achten, daß er oder sie mit der Problematik psychosomatischer Erkrankungen vertraut ist – um solch eine Krankheit handelt es sich ja bei einer Eßstörung. Doch gerade der Weg über den Gynäkologen, Internisten oder den Hausarzt kann Eßgestörten den Weg zu einer psychotherapeutischen

Behandlung eröffnen. Wichtig ist für alle Betroffenen, daß sie hierbei auf Verständnis stoßen, denn es werden die Weichen für die weitere Behandlung gestellt.

Klinikaufenthalt

Ein weiterer Schritt in der Behandlung von Eßgestörten kann ein Klinikaufenthalt sein. Diese Maßnahme empfiehlt sich dann, wenn der Kreislauf von Essen, Hungern, Diäthalten und Erbrechen bereits starken Suchtcharakter angenommen hat, wenn Ihr gesamtes Denken und Handeln nur noch um diese Punkte kreist und Ihr körperlicher Zustand selbstgefährdend ist.

Um einen Klinikaufenthalt einzuleiten, bedarf es einer medizinischen Indikation eines Arztes Ihrer Wahl – das kann zum Beispiel der Hausarzt sein –, gleichzeitig muß Ihre Krankenkasse die Übernahme der Kosten zusagen.

Bei der Wahl der geeigneten Klinik können Sie selbst mitbestimmen (siehe Seite 107). Auch Ihre Krankenkasse kann Ihnen hierbei behilflich sein.

Der Aufenthalt in einer speziellen Klinik für Eßstörungen oder in einer Psychosomatischen Klinik dauert mindestens sechs Wochen, er kann bis zu einem halben Jahr betragen. Die Wartezeiten zwischen der Anmeldung in der Klinik und der Behandlung dort liegen oft bei einem halben Jahr und länger. Ich empfehle Ihnen deshalb, sich für diese Wartezeit eine Selbsthilfegruppe zu suchen, um die lange Zeitspanne mit Unterstützung von anderen Betroffenen zu überbrücken. Unter Umständen erfahren Sie von diesen auch schon einiges über den bevorstehenden Klinikaufenthalt.

Die stationäre Behandlung in einer Klinik hat zwar viele Vorteile; eine Schwierigkeit besteht jedoch oft darin, daß der Übergang vom anregenden und behüteten Klinikleben in den Alltag oft sehr schwierig für (ehemals) Eßgestörte ist. Zurückgekehrt in die alte Umgebung mit den alten Gewohnheiten und Verführungen werden Eßgestörte mit den bekannten Problemen konfrontiert. Eine Nachsorge ist deshalb sehr empfehlenswert.

Erwähnenswert ist hier, daß es spezielle Kliniken für jugendliche Eßgestörte gibt, die dort auch schulischen Unterricht bekommen. Es existieren auch Kliniken, die eßgestörte Mütter mit kleinen Kindern behandeln, wenn die Mütter während der Behandlungszeit niemandem ihr Kind anvertrauen können. Informationen dazu erhalten Sie bei Eßstörungsberatungsstellen und Ihrer Krankenkasse.

Auch mit Kind können Sie sich in Behandlung begeben

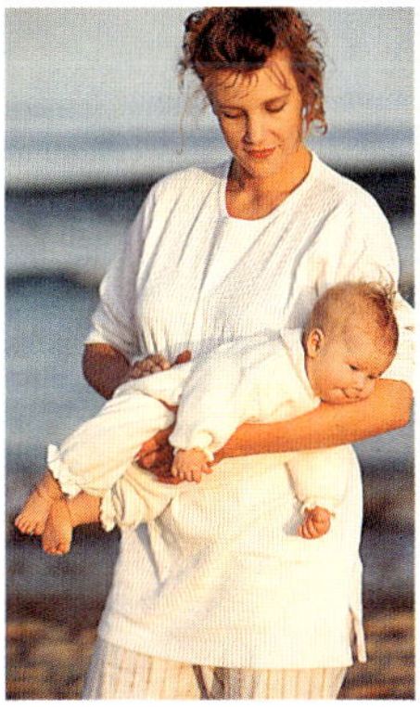

Ambulante Psychotherapie

Vielleicht können Sie sich noch nicht vorstellen, welche die geeignete ambulante Psychotherapie für Sie ist. Sicher fragen Sie sich auch, welche Therapieform für Sie die geeignetste ist, ob Sie besser zu einem Mann oder zu einer Frau, zu einem Arzt, zu einem Diplompsychologen, zu einer jungen oder zu einer älteren Person, in eine Einzel- oder in eine Gruppentherapie gehen wollen. Doch all diese Fragen sind im allgemeinen zweitrangig. Wichtig ist, ob Sie sich bei dem Therapeuten/der Therapeutin aufgehoben und verstanden fühlen

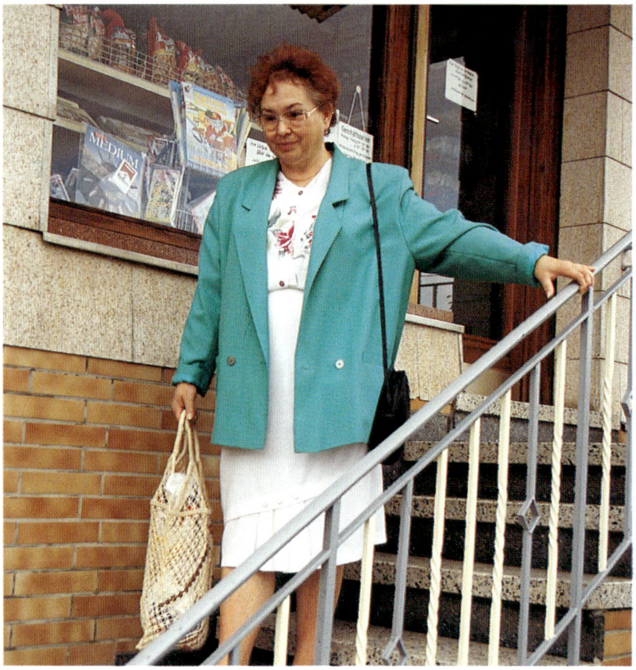

und ob Sie das Gefühl haben, mit Ihrer speziellen Problematik verstanden zu werden. Hinter Eßstörungen stecken ganz intime körperliche und seelische Probleme, mit denen man sich nur einem Therapeuten/einer Therapeutin anvertrauen kann, der/die dafür geeignet ist und die Ihnen für dieses Problem Raum läßt.
Sind Sie auf der Suche nach dem geeigneten Therapeuten/der geeigneten Therapeutin, können Sie die folgenden Fragen benutzen. Beantworten Sie sich diese nach einem Erstgespräch mit dem/der Behandelnden, so steht Ihre Entscheidung für oder gegen die Fortführung auf sicheren Beinen:

- Fühlen Sie sich als Person vollkommen respektiert und angenommen, trotz Ihrer vermeintlichen Fehler und Schwächen?

In einer ambulanten Therapie stehen Alltagssituationen im Mittelpunkt

- Findet das Gespräch auf einer Basis von Mensch zu Mensch statt, oder fühlen Sie sich berufsmäßig behandelt?
- Spüren Sie ein aufrichtiges Interesse des Therapeuten/der Therapeutin an Ihrem Problem?
- Kann der/die Behandelnde geduldig zuhören, oder gibt er/sie schnelle Ratschläge?
- Fühlten Sie sich nach dem Gespräch optimistischer und zuversichtlicher als vorher?

Wenn Sie sich nicht sicher sind, ob eine Einzel- oder eine Gruppentherapie für Sie die bessere Therapieform ist, besprechen Sie auch diese Frage im Erstgespräch – die meisten Therapeuten/Therapeutinnen bieten beide Formen an. Wir im Frankfurter Zentrum für Eßstörungen haben gute Erfahrungen damit gemacht, wenn Eßgestörte zunächst ein bis zwei Jahre an einer Gruppentherapie teilnehmen, die dann in eine anschließende Einzeltherapie übergehen kann.

Gruppentherapie
In der Gruppentherapie können die anfänglichen Scham- und Schuldgefühle bezüglich der Eßstörung im Gruppenrahmen und unter Anteilnahme aller Beteiligten ausgetauscht und bearbeitet werden. Die Gruppe nimmt den einzelnen oft den Druck, alles alleine mit der Therapeutin bearbeiten zu müssen. Die bei den Eßstörungen auftretende Angst vor innerer Leere wird in der Gruppentherapie durch das „geteilte Leid“ aller Betroffenen gemildert. In der Gruppentherapie finden die Betroffenen sehr viel

Unterstützung und mutmachende Anteilnahme, aber auch konstruktive Kritik der anderen Mitglieder. Leid und Spaß können gemeinsam geteilt werden.

Einzeltherapie
In der Einzeltherapie lassen sich spezifische Lebensprobleme der betroffenen Eßgestörten in einer therapeutischen Zweierbeziehung aufarbeiten. Die Klienten bestimmen ganz alleine Thema und Tempo des Therapieverlaufs. Sie müssen nicht teilen. Dies ist bei vielen Eßgestörten ein großes und zentrales Thema.
Eine Einzeltherapie kann ein Jahr dauern oder sich über einen längeren Zeitraum erstrecken, gleichsam wie eine Begleitung des aktuellen Lebens der Betroffenen.

Kostenübernahme
Die Kosten für eine Gruppentherapiesitzung von 2 ½ Stunden belaufen sich derzeit auf 45,– bis 70,– DM. Eine Einzeltherapiestunde dauert in der Regel 50 Minuten und kostet im Durchschnitt 100,– bis 120,– DM. Die gesetzlichen Krankenkassen bezahlen eine Therapie, wenn der Therapeut eine Kassenzulassung vorweisen kann, die er als Psychoanalytiker oder Verhaltenstherapeut erhält, oder im Delegationsverfahren (ein Psychiater gibt die Behandlung ab). Bei allen anderen Therapieformen, insbesondere der Methoden der humanistischen Psychologie, liegt die Kostenübernahme im Ermessen der jeweiligen Krankenkassen – fragen Sie im Einzelfall nach.

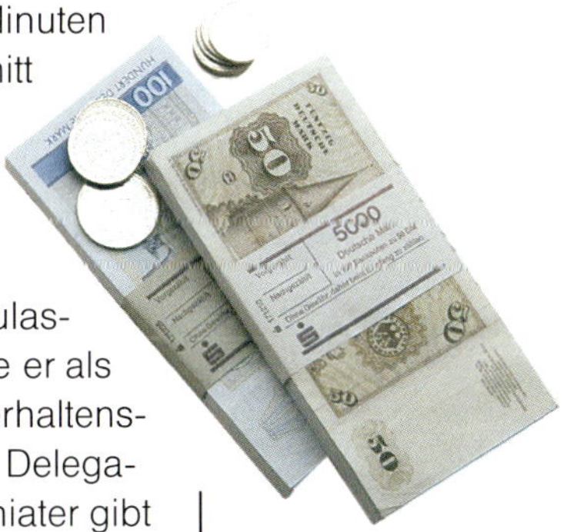

Fragen Sie bei Ihrer Krankenkasse, welche Behandlungskosten sie übernimmt

Behandlungsmethoden
Im folgenden wollen wir Ihnen einen kurzen Überblick über die Therapiemethoden geben, die zur Zeit in der Behandlung für Eßstörungen angeboten werden. Lassen Sie sich nicht erschrecken, wenn manche Therapeuten/Therapeutinnen mehrere Methoden während der Behandlung anwenden. Die Eßstörung ist ein komplexes Problem, das Körper und Seele sowie das Rollenverständnis betrifft; deshalb kann die Therapie oft auch nicht eingleisig vonstatten gehen.

Psychoanalytische Therapie
Diese Methode basiert auf rein verbaler Kommunikation zwischen dem Klienten und dem Therapeuten. Dieser versucht, dem Klienten die Bedeutung von unbewußten Beweggründen bewußt zu machen. Der Therapeut trifft dabei keine Entscheidungen, der Klient soll selbst zu eigenen Entschlüssen kommen.
Die psychoanalytische Behandlung im klassischen Sinn dauert mindestens zwei Jahre und findet zwei bis viermal wöchentlich in Einzelsitzungen statt, wobei der Klient liegt und der Therapeut in „frei schwebender Aufmerksamkeit" zuhört. Zu den Arbeitsweisen des Therapeuten gehört auch der Umgang mit Widerstand und Abwehrmechanismen des Klienten.
In der analytisch orientierten Einzeltherapie sitzen sich Klient und Therapeut gegenüber, die Sitzungsfrequenz ist in der Regel einmal wöchentlich. In dieser Therapieform werden die Themenkreise des Klienten auf ein zentrales Thema fokusiert.

Die psychoanalytische Gruppentherapie arbeitet mit der Technik, den einzelnen Klienten in der Gruppe zu analysieren, dann die Gruppe als Ganzes (wie eine Person) zu analysieren und zu deuten und zu verstehen. Ziel ist, die symbiotischen Bedürfnisse und Phantasien der Klienten bewußt zu machen.
Die psychoanalytische Therapie wird meist von den Krankenkassen bezahlt.

Gesprächspsychotherapie nach Rogers
Auch diese Therapieform findet in Einzelsitzungen oder als Gruppentherapie statt. Man geht dabei von der folgenden Grundannahme aus:
Jeder Mensch besitzt genug Kräfte, seine Probleme selbst zu lösen. Diese Kräfte müssen gelockert oder befreit werden. Dies geschieht durch das aufmerksame Zuhören des Therapeuten und durch dessen Einfühlungsvermögen sowie seine Fähigkeit, die Inhalte des Klienten zu verbalisieren. Der Therapeut bringt dem Klienten Wärme und Verständnis entgegen. Die Echtheit der Selbstdarstellung des Klienten und die Fähigkeit, sich zu öffnen, sind die wichtigsten Grundelemente der Gesprächstherapie.

Verhaltenstherapie
Die Verhaltenstherapie basiert auf den Erkenntnissen der Lerntheorie. Verhalten wird demnach gelernt, verstärkt oder gelöscht. Man geht dabei folgendermaßen vor:

- Die Faktoren, die das Auftreten eines bestimmten Verhaltens begleiten, werden analysiert.
- Man bestimmt eine Hierarchie von angstauslösenden Faktoren.
- Man erlernt eine Entspannungstechnik, zum Beispiel autogenes Training.
- Durch imaginatives Durcharbeiten werden angstauslösende Faktoren mit Entspannung gekoppelt und somit ein neues Verhalten gelernt.
- Anstelle des Entspannungstrainings können angstauslösende Situationen auch mit anderen positiven „Verstärkern" gekoppelt und neu gelernt werden.

Die Verhaltenstherapie orientiert sich sehr stark im Hier und Jetzt des Klienten. Sie forscht nicht in der Vergangenheit. Kritische oder angstauslösende Situationen können auch „in vivo" durchgearbeitet werden, also in der direkten Konfrontation. Selbstkontrolle, die Fähigkeit zur Selbststeuerung und überlegte Lenkung des eigenen

Entspannungsübungen unterstützen die Therapie

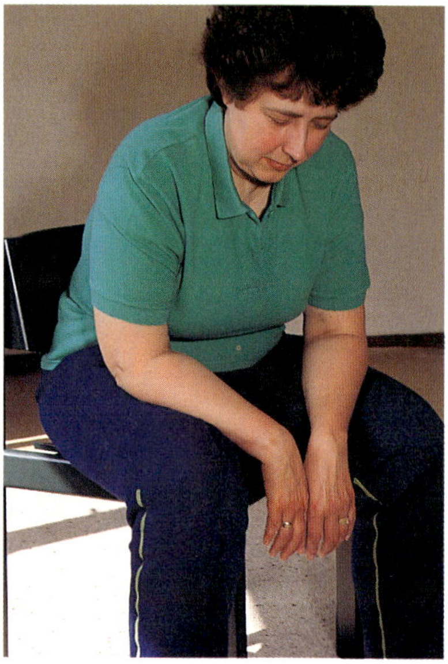

Verhaltens sind wichtige Techniken der Verhaltenstherapie.
Diese Behandlungsform wird in der Regel von den Krankenkassen bezahlt.

Transaktionsanalyse nach Berne
Diese Methode basiert auf dem verbalen und nichtverbalen Kommunikationsaustausch zwischen Menschen. Hierbei unterscheidet man verschiedene Ich-Zustände. Jeder Kommunikationspartner bewegt sich auf einem bestimmten Ich-Zustand. Die Transaktionsanalyse unterscheidet zwischen dem Eltern-Ich, dem Erwachsenen-Ich und dem Kind-Ich. In der Kommunikation zwischen zwei Partnern können die jeweiligen Ich-Zustände harmonieren oder zu Mißverständnissen führen. Die Transaktionsanalyse bietet ein gutes und reichhaltiges Handwerkszeug, diese jeweiligen Ich-Zustände herauszufinden und zu verstehen. Im Mittelpunkt der Behandlung steht demnach die Kommunikation zwischen den verschiedenen Menschen und nicht das Individuum.

Gestalttherapie nach Perls
Die Gestalttherapie basiert auf der Grundlage der humanistischen Psychologie – Körper und Seele werden nicht getrennt gesehen – und der Gestaltpsychologie. Es handelt sich nicht um eine reine Therapieform, sondern vielmehr auch um eine Lebensphilosophie. Die Behandlungsmethode basiert darauf, daß jedes Individuum Selbstverantwortung trägt. Die Wahrnehmung der inneren und äußeren Welt eines Individuums wird gestärkt. Der Kontakt zu anderen soll durch Erkennen und Abbauen der inneren Blockaden gefördert werden.
Der Therapeut kann den Klienten konfrontieren, er bestärkt ihn, negativen Neigungen nicht aus dem Weg zu gehen, sondern sie zu durchleben und dadurch zu lernen und zu wachsen. Körperempfindungen werden in den therapeutischen Prozeß mit einbezogen.

Die verschiedenen Behandlungsmethoden können bei Eßstörungen auch kombiniert angewandt werden

Systemische Familientherapie
Während dieser Behandlung sieht man die ganze Familie als Patient. (Das Verfahren ist aufwendig und oft schwer durchführbar.) In der Behandlung junger und noch abhängiger Menschen ist diese Therapieform sehr produktiv. Sie betrachtet die Krankheit eines Familienmitgliedes als Kommunikationsstörung des gesamten Familiengefüges. So werden auch sämtliche Beziehungen und Rollen eines Familiengefüges in Anwesenheit aller Mitglieder analysiert und verändert. Die Therapeuten arbeiten dabei meist zu zweit, idealerweise ein Mann und eine Frau. Sie haben die Aufgabe, das Familiensystem und dessen Kommunikationsstrukturen zu benennen und neue Wege anstelle des krankmachenden Gefüges aufzuzeigen.

Psychodrama nach Moreno
Diese Behandlungsform gehört zu den Gruppentherapiemethoden. Sie basiert auf der Grundannahme, daß der Mensch ein soziales Wesen ist und demnach immer in einem sozialen Gefüge existiert. Als Ausdruck der jeweiligen so-

zialen Konstellation nimmt jeder Mensch Rollen ein.
Auch das Psychodrama ist eine Methode der humanistischen Psychologie. Körper und Seele werden als Ganzes gesehen und auch so behandelt.
Die Grundannahme dieser Methode ist, daß jeder Mensch – wenn auch oft blockiert oder verschüttet – mit Kreativität und Phantasie ausgestattet ist. Diese wiederzufinden ist Ziel der Behandlung. Durch psychodramatische Techniken werden unbewußte Konflikte erinnert und auf der „Bühne" gespielt. Die ganze Gruppe ist in diesen Prozeß mit einbezogen. Das Bewußtmachen alter, unverarbeiteter Konflikte und das Ausprobieren neuer Verhaltensweisen findet im Miteinander in der Gruppe statt. Hierin liegt die heilende Wirkung dieser Methode.

Integrative Körpertherapie
Integrative Körpertherapie ist eine therapeutische Arbeitsmethode, in der man den gesamten menschlichen Körper (Leib) als Ausdrucksform des Charakters und der seelischen Konflikte betrachtet. Spannungen, Blockaden, Störungen des Energieflusses und Wünsche werden durch Stimme, Gesten, Körpersprache, Haltung, unwillkürliche Bewegungen und Atem erlebbar und bearbeitbar. Leib und Seele bilden eine Einheit (Essen und Trinken halten Leib und Seele zusammen). Grundlage dabei ist die Einsicht: „Du hast nicht einen Körper – du bist ein Leib."
Ziel der Behandlung ist, die durch konfliktreiche und schmerzhafte Erlebnisse (Traumata) auseinandergebrochene Einheit von seelischem Erleben und körperlichem Ausdruck wiederherzustellen (zu integrieren).

Sie sollten auch Ihren körperlichen Zustand regelmäßig von ärztlicher Seite überprüfen lassen

Medizinische Behandlung
Da es sich bei der Bulimie, Magersucht und Eßsucht um eine psychosomatische Erkrankung mit Suchtcharakter handelt, ist es notwendig, daß neben der oben beschriebenen seelischen Seite auch die körperliche untersucht und betreut wird.
Allerdings möchte ich an dieser Stelle betonen, daß Sie selbst Ihr Körper sind (jeder Mensch hat nur den einen) und es damit am allerwichtigsten ist, daß Sie sich für diesen Körper selbst verantwortlich fühlen.
Was heißt das im einzelnen?
- Denken Sie bei einem Arztbesuch mit und geben Sie nicht (mit dem Krankenschein) die Verantwortung für Ihren Körper an die medizinischen Fachleute ab.
- Machen Sie sich vor jedem Arztbesuch in Ruhe zu Hause eine Liste, weshalb Sie den Arzt aufsuchen und was Sie mit ihm besprechen möchten.
- Was sind Ihre Beschwerden?
- Was wollen Sie wissen?
- Wenn Sie beim Arzt sind, ziehen Sie Ihre vorbereitete Liste aus der Tasche und gehen Sie erst dann aus dem Sprechzimmer, wenn alle Fragen beantwortet sind. Lassen Sie sich nicht hetzen oder unter Druck setzen!

Während Sie sich in psychotherapeutischer Behandlung befinden, sollten Sie Ihren körperlichen Zustand immer wieder von ärzt-

licher Seite überprüfen und kontrollieren lassen. Eine Zusammenarbeit zwischen all Ihren Behandelnden ist wünschenswert.
Aber bedenken Sie dabei immer: Sie sind der Chef/die Chefin Ihres Körpers.

Die Waage

Sicher haben Sie bei all diesen Betrachtungen gemerkt, daß wir die Waage nicht erwähnt haben. Bei vielen Eßgestörten hat sich die Waage zu einem Folterinstrument entwickelt, das über das tägliche Wohlbefinden oder Mißgelauntsein befinden kann.
Hören Sie auf, die Waage als Richtschnur für Ihre Befindlichkeit zu nehmen. Sie haben mehr als nur ein richtiges Gewicht: Das subjektive Empfinden ist wichtiger als Ihr reales Gewicht. Das Gefühl, im Leben etwas verändert zu haben, eine kleine alltägliche Mutprobe bestanden zu haben, ist wichtiger als der Zeiger auf der Waage.
Wenn Sie keine Lust mehr haben, sich von der Waage terrorisieren zu lassen, stellen Sie diese eine Zeitlang bei einer Freundin oder Ihrem Therapeuten/Ihrer Therapeutin unter. Diese werden Sie bestimmt verstehen und nehmen Ihnen den Druck, täglich (und oft nach jedem Gang zur Toilette) Ihr Gewicht und damit Ihre Befindlichkeit zu kontrollieren. Machen Sie Schluß damit, die Verantwortung über Ihre Befindlichkeit und Ihr Gefühl zum Leben an die Waage abzugeben.
Übernehmen Sie selbst die Verantwortung für Ihren Körper, für Ihren seelischen Zustand und für Ihr Gewicht.

Am besten, Sie stellen Ihre Waage für eine bestimmte Zeit bei einer Freundin unter oder verschenken sie

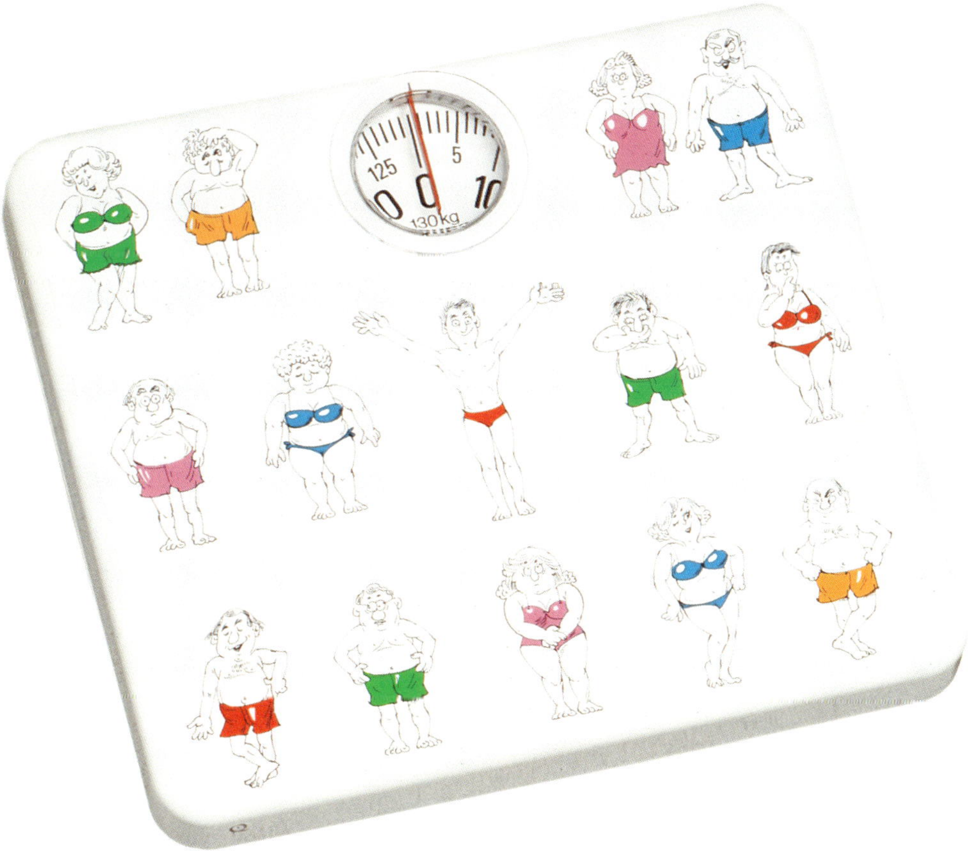

Selbsthilfe bei Eßstörungen

Margit Küllmer

Selbsthilfe ist ein eigenständiger Weg zur Heilung einer Eßstörung, der meist über eine Selbsthilfegruppe verläuft. Die Grundlage einer solchen Gruppe ist, daß sich jeder selbst hilft und dadurch den anderen hilft, sich zu helfen. In einer Selbsthilfegruppe bei Eßstörungen treffen sich Betroffene, die an Symptomen des Hungerns, Erbrechens oder Überessens leiden. Sie tauschen Informationen aus und diskutieren über ihre Erfahrungen in der Bewältigung ihres Symptoms und des Alltags. Eine Gruppe setzt sich in der Regel aus sechs bis zwölf Personen zusammen, und sie trifft sich regelmäßig einmal in der Woche über einen längeren Zeitraum hinweg. Die Gruppensitzungen dauern etwa zwei Stunden und finden am besten an einem neutralen Ort statt. Selbsthilfegruppen sollten eine sichere und nicht wertende Atmosphäre schaffen, in der alle Betroffenen ihre Probleme und persönlichen Erfahrungen einbringen können.

Im Mittelpunkt bei den Treffen steht das gemeinsame Gespräch. Die Betroffenen lernen, die mit der Eßstörung verbundenen körperlichen, seelischen und sozialen Probleme zu verstehen, anzunehmen und zu lösen. Im geschützten Rahmen der Gruppe lassen sich Gefühle wie Angst, Wut, Trauer und Freude mitteilen. Die Teilnehmer und Teilnehmerinnen tauschen sich aus und unterstützen sich gegenseitig. Anfängliche Ängste und Mißtrauen lassen sich am besten dadurch überwinden, daß auch Bedenken und Vorbehalte geäußert werden. Dies erfordert anfangs viel Mut. Durch die Regelmäßigkeit der Gruppentreffen entsteht mit der Zeit jedoch ein starkes Gruppengefühl, selbst wenn einige Mitglieder ausscheiden und neue dazukommen sollten.

Eine Selbsthilfegruppe macht Mut und hilft bei der Bewältigung des Alltags

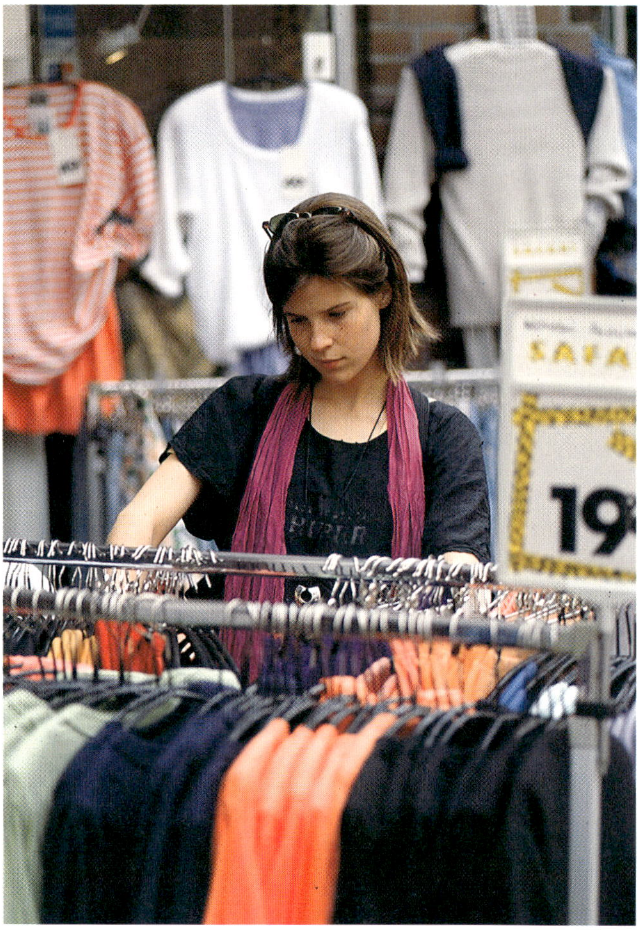

Die Arbeit von Selbsthilfegruppen

Es gibt in der Bundesrepublik Deutschland mehrere Selbsthilfeorganisationen, die nach einem bestimmten Konzept und nach speziellen Gruppenregeln mit Eßgestörten arbeiten. Dazu gehören Overeater Anonymous, Cinderella und ANAD.
Über die angegebenen Adressen (siehe Seite 106 und 107) dieser Organisationen können Sie mehr über deren Arbeitsweise erfahren und ob es diese Gruppen auch in Ihrer Nähe gibt.
Ich beziehe mich im folgenden Abschnitt auf das sich in der Behandlung von Eßstörungen bewährte Selbsthilfemodell nach dem Anti-Diät-Ansatz von Susie Orbach.
Erfahrungsgemäß ist es hilfreich, Personen mit den verschiedensten Eßstörungen gemeinsam in einer Gruppe zu haben. Eßsüchtige mit Übergewicht sehen in gemischten Gruppen, daß auch idealgewichtige Frauen unter ähnlichen Problemen leiden wie sie. Damit können sie von der Illusion Abschied nehmen, daß eine Idealfigur alle Probleme löst und Lebensglück bedeutet. Gruppen mit ausschließlich magersüchtigen Mitgliedern bergen die Gefahr der Konkurrenz um das niedrigste Gewicht und eine noch effektivere Selbstkontrolle. Vorteilhaft ist dagegen, wenn einer Gruppe Betroffene der verschiedensten Krankheitsstadien angehören, also auch solche, die schon symptomfrei sind oder solche, die im Laufe der Zeit bereits eine positive Einstellung zu sich selbst und zum Leben gewonnen haben.

In einer Selbsthilfegruppe können alle Betroffenen ihre persönlichen Erfahrungen einbringen

Was kann eine Selbsthilfegruppe bewirken?

Da Eßstörungen sehr komplexe Erkrankungen mit den verschiedensten Ursachen sind, muß ihre Therapie – sei sie als Selbsthilfe oder von Fachleuten durchgeführt –, auch verschiedene Auswirkungen zeigen.

Überwindung von Schuld und Scham

Der erste Schritt zur Hilfe besteht darin, das mit dem Symptom verbundene Schamgefühl zu durchbrechen und sich vor anderen zur Eßstörung zu bekennen. Dadurch machen die Betroffenen die entlastende Erfahrung, mit dem Problem nicht allein zu sein; sie können die mit dem Symptom verbundene Heimlichkeit und Außenseiterrolle aufgeben. Die Eßstörung wird außerdem zum verbindenden Element zwischen den Teilnehmern und Teilnehmerinnen der Selbsthilfegruppe und bewirkt ein ausgeprägtes Wir-Gefühl.

Wiedergewinnen von Erlebnisfähigkeit

Eßgestörte fühlen sich oft unbeweglich und passiv. Die Regelmäßigkeit der Selbsthilfegruppe kann in dieser Situation eine aktivierende Funktion haben. Durch gemeinsame Freizeitgestaltung wie Schwimmen gehen, Kneipenbesuch, Theater, gemeinsames Essen oder Kleidung kaufen entwickeln alle Beteiligten eine neue Erlebnisfähigkeit. Sie machen wieder Erfahrungen, daß sie ihre Freizeit sinnvoll ausfüllen und Spaß haben, und sie erfahren, daß Leben mehr bedeutet als Essen und Nicht-

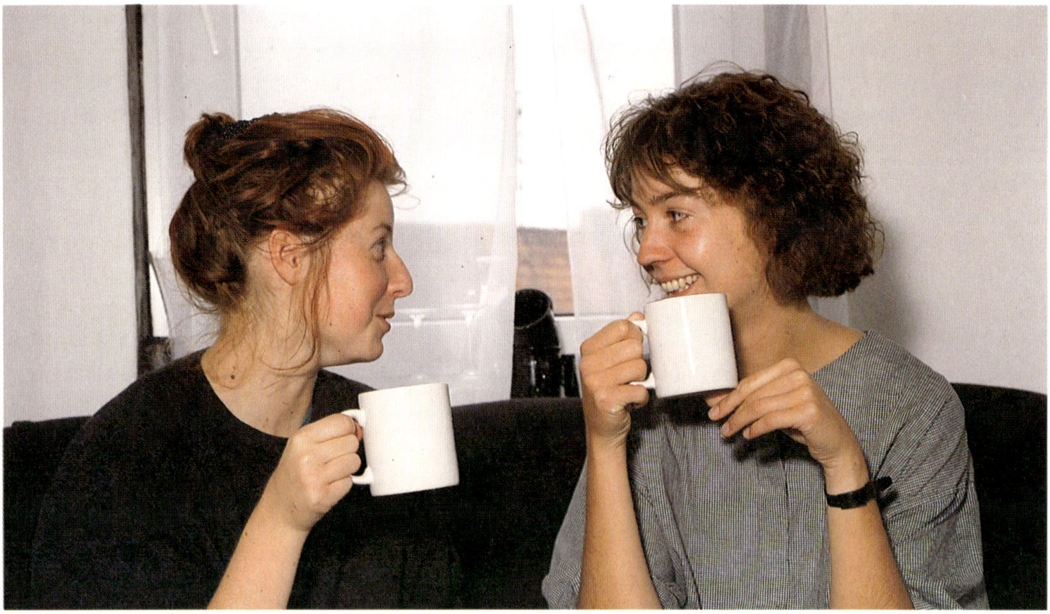

essen. Für überaktive Magersüchtige stellt die Gruppe einen Ruhepol dar, in dem sie viel Zeit zum Fühlen haben und lernen, sich abzugrenzen.

Aufbau von Beziehungen
Im geschützten Rahmen der Gruppe lassen sich neue Formen des Kontakts ausprobieren. Durch das ständige Beschäftigen mit Hungern und Essen haben viele Betroffene ihre Interessen und freundschaftlichen Beziehungen aufgegeben. Sie sind so zunehmend in Isolation geraten und verlieren ihr Selbstwertgefühl. Die Gruppe bietet hier die Möglichkeit, Beziehungen aufzubauen, die oft über den Rahmen der Gruppenabende hinausgehen.

Stärkung des Selbstvertrauens
Das Arbeiten an den eigenen Problemen gibt den Beteiligten Selbstvertrauen. Die Erfahrung, sich selbst in die Gruppe einbringen und vertreten zu können, stärkt die Eigenverantwortlichkeit und gibt das Gefühl der Autonomie. Alle lernen, sich selbst zu vertreten, Konflikte auszuhalten und dadurch wieder Verantwortung für das eigene Leben zu übernehmen.

Eine Selbsthilfegruppe bietet die Möglichkeit, Beziehungen aufzubauen, die über die Gruppenabende hinausgehen

Hilfe im Alltag
Über den Austausch von Erfahrungen und Informationen und dem Suchen nach Konfliktlösungen geben sich die Teilnehmer und Teilnehmerinnen untereinander praktische Hilfestellung für die Bewältigung ihrer Probleme in Beruf, Partnerschaft und Familie.

Anderer Umgang mit dem Symptom
Durch das gemeinsame Gespräch in der Gruppe wird oft eine andere Sichtweise ermöglicht oder

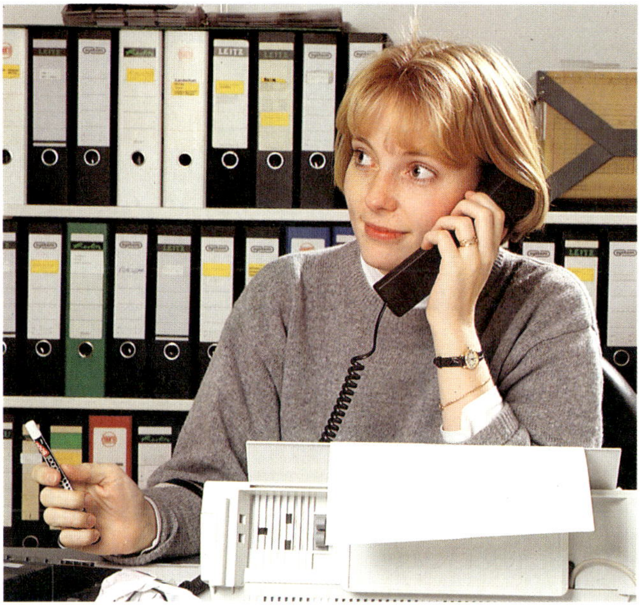

die anfängliche Problemlage anders definiert und gesehen. Stand zuerst das Abnehmenwollen oder das Erbrechen im Vordergrund, werden nach und nach aus der jeweiligen Lebensgeschichte die Ursachen und Hintergründe der Eßstörung deutlicher. Dies erleichtert, die wirkliche Bedeutung des Symptoms zu verstehen. Die Fixierung auf das Gewicht reduziert sich. Mit ganz kleinen Schritten beginnen alle Betroffenen mit der Selbstzerstörung aufzuhören, Schuldgefühle abzubauen und sich und ihren Körper anzunehmen und insgesamt lebensbejahend zu werden. Sie ahnen, daß mit dem Wachsen von emotionaler Sättigung auch die Eßstörung verschwindet. Durch gemeinsames Kochen und Essengehen in der Gruppe, können Sie wieder zum Essen als Genuß zurückfinden.

Der Austausch in der Gruppe hilft, auch Probleme im Beruf zu bewältigen

Auseinandersetzung mit dem Schönheitsideal
In Gesprächen über die Auswirkungen des gesellschaftlichen Schönheits- und Schlankheitsideals setzen sich die Eßgestörten kritisch mit ihrem Streben nach dem idealen Körper auseinander. Ebenfalls wichtige Themen für die betroffenen Frauen sind die Auseinandersetzung mit der Rolle als Frau in unserer Gesellschaft und die persönliche Verbindung von Beruf, Partnerschaft und Familie.

Die Grenzen einer Selbsthilfegruppe

Eine Selbsthilfegruppe ist nicht für alle Eßgestörte eine geeignete Behandlungsmöglichkeit. Sollten Sie lebensbedrohliche körperliche Krankheiten haben oder bei einer Magersucht an der unteren Gewichtsgrenze sein, ist professionelle Hilfe von Ärzten und Therapeuten angesagt. Bei gravierenden psychischen Problemen wie Selbstmordgefährdung, Stimmen hören, Verfolgungswahn oder Verwahrlosung sollten Sie sich ebenfalls professionelle Hilfe suchen.

Entscheidungshilfen für Interessierte

Wenn Sie sich für die Teilnahme an einer Selbsthilfegruppe interessieren, überprüfen Sie anhand der folgenden Punkte und Kriterien, inwieweit diese Form der Selbstbehandlung für Sie in Frage kommt:

- Eine Selbsthilfegruppe lebt vom Engagement und der Aktivität aller Teilnehmenden. Die Gruppe bestimmt selbst, wie lange, wie intensiv und über welchen Zeitraum sie arbeiten möchte. Für den

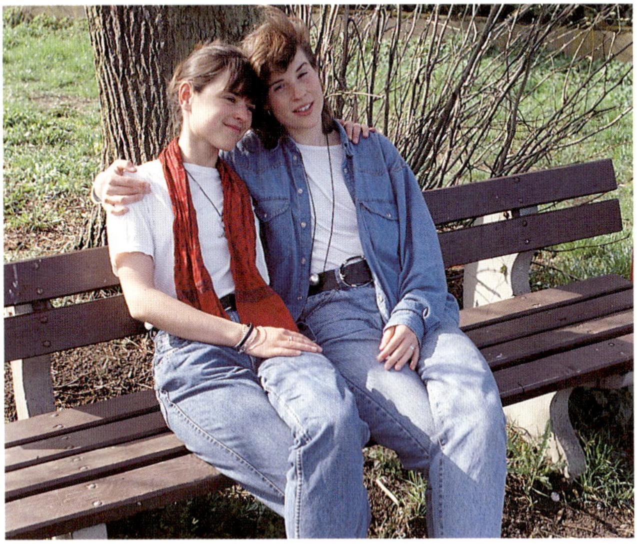

Prozeß einer Selbsthilfegruppe tragen somit alle Beteiligten die Verantwortung. Prüfen Sie daher, wie stark Sie Ihr persönliches Engagement einschätzen und die Bereitschaft, über sich nachdenken und an sich arbeiten zu wollen.

- Die Regelmäßigkeit der Teilnahme ist eine wichtige Voraussetzung für das Funktionieren der Gruppe. Erst diese Verläßlichkeit und Verbindlichkeit schaffen ein von persönlichem Vertrauen geprägtes Klima. Prüfen Sie daher, ob Sie bereit sind, regelmäßig und verbindlich an einer Gruppe teilzunehmen.
- Wichtig für die Arbeit in der Selbsthilfegruppe ist das aktive Zuhören, das heißt, den anderen Raum zur Darstellung ihrer Probleme zu geben, sich einzufühlen, aber auch sich selbst zu zeigen mit der eigenen Lebensgeschichte und den eigenen Problemen. Prüfen Sie sich, ob Sie in diesem Sinne geben und nehmen können.

Verläßlichkeit und Verbindlichkeit in der Gruppe schaffen Vertrauen und helfen, sich gegenseitig anzunehmen

- In einer Selbsthilfegruppe entstehen gruppendynamische Prozesse in den Beziehungen untereinander. Dies beinhaltet die Chance, Kritik üben und Kritik annehmen zu lernen sowie eigene Bedürfnisse und Grenzen einzubringen. Prüfen Sie, ob Sie bereit sind, gelegentlich auch Frustrationen und Spannungen auszuhalten.
- Heilung jahrelang bestehender Eßstörungen braucht viel Zeit. Überhöhte Ansprüche und zu große Erfolgserwartungen erweisen sich oft als hinderlich. Seien Sie sich der Tatsache bewußt, daß es lange Zeit brauchen kann, bis sich Ihr Symptom oder Ihr Gewicht verändert. Erfahrungsgemäß kann zwischenzeitlich auch eine Symptomverschlimmerung eintreten. Ebenfalls braucht auch die Veränderung von Lebenseinstellungen und das Wiederentdecken des eigenen Körpers und der Gefühle viel Zeit. Prüfen Sie daher Ihre Erwartungen und Ihre Geduld.

Wie finde ich eine Selbsthilfegruppe?

Wenn Sie sich nach Überprüfung vorangegangener Kriterien entschieden haben, sich in einer Selbsthilfegruppe ausprobieren zu wollen, wenden Sie sich am besten an eine der großen Selbsthilfeorganisationen (siehe Seite 106 und 107). Dort erfahren Sie von Selbsthilfegruppen in Ihrer Umgebung. Eine weitere Möglichkeit, Informationen über Selbsthilfegruppen zu erhalten, bieten Beratungsstellen für Eßstörungen, Jugend- und Drogen- oder Suchtberatungsstellen oder das Gesundheitsamt Ihrer Stadt oder Ihres Kreises.

Wie gründe ich eine Gruppe?
Wenn Sie eine Selbsthilfegruppe für eßgestörte Betroffene gründen möchten, erhalten Sie ebenfalls von den genannten Dachorganisationen (siehe Seite 106 und 107) Unterstützung. In vielen Städten gibt es mittlerweile Kontakt- und Informationsstellen für Selbsthilfegruppen. Dort werden Sie beraten, Gruppen werden angeleitet und Räume zur Verfügung gestellt. Beachten Sie, daß die Einhaltung des strukturellen Rahmens zwar einerseits hilfreich sein kann, andererseits stellt sie aber auch eine höhere Anforderung für eine sich neu gründende Selbsthilfegruppe dar. Bewährt hat sich hier eine Anleitungsphase von mehreren Abenden durch Berater/Beraterinnen oder durch andere Fachleute. Besonders bei eßgestörten Menschen besteht die Gefahr, daß sie sich selbst und die Gruppe gleich zu Beginn durch überhöhte Ansprüche überfordern. Die dadurch entstehenden Frustrationen bewirken oft, daß die Betreffenden von der Gruppe nicht getragen werden und die Gruppen schnell auseinanderbrechen. Aus diesem Grund sollten Sie versuchen, über eine Beratungsstelle oder eine Selbsthilfekontaktstelle Fachleute für eine Anleitungsphase zu finden, denn die Mitarbeiter dieser Einrichtungen stehen Selbsthilfegruppen in schwierigen Gruppenprozessen beratend zur Seite.

Zur Behandlung einer Eßstörung brauchen Sie auch eine Veränderung von Lebenseinstellungen und das Wiederentdecken des eigenen Körpers und der Gefühle

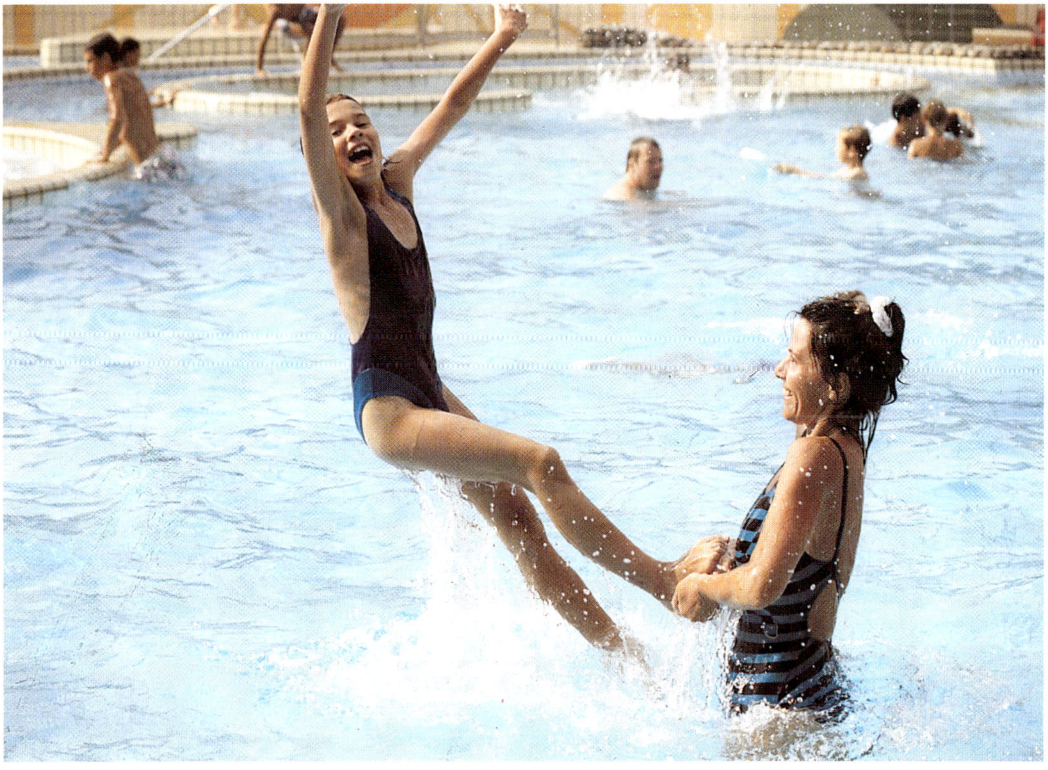

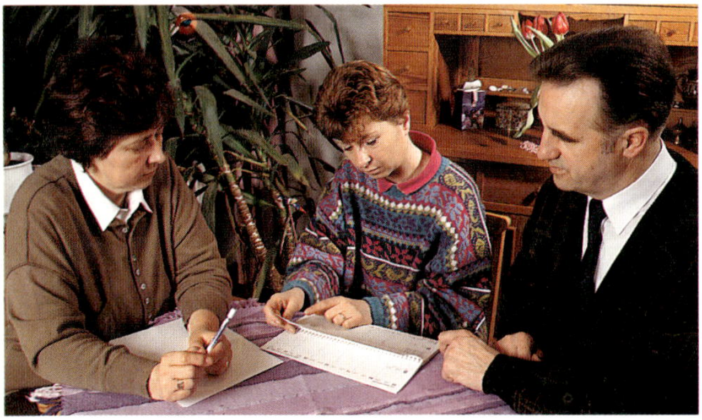

Treten Probleme auf, sollten sie auch in der Gruppe besprochen werden – dann sind sie schon fast bewältigt

Schwierigkeiten der Selbsthilfegruppen

Die Symptome des Hungerns, Überessens und Erbrechens der Personen mit Eßstörungen können sich in der Struktur der Gruppe spiegeln und zu Problemen führen, wenn die Mechanismen, die dahinterstecken, nicht erkannt werden:

- Menschen mit Eßstörungen haben aufgrund ihrer großen Stimmungsschwankungen Schwierigkeiten, sich auf regelmäßige und verpflichtende Termine festzulegen. Das kann zu einer großen Fluktuation in der Gruppe führen.
- Unbeweglichkeit und eine zu große Erwartungshaltung bewirken unter Umständen eine schnelle Frustration und lassen einzelne ausscheiden.
- Bestätigung im gegenseitigen Leiden und in der Passivität tröstet zwar, bringt aber auf die Dauer nicht weiter.
- Das Thema Essen, Nichtessen und Diäten kann einen zu großen Raum einnehmen, mit der Folge, daß die Beteiligten anschließend zu Hause Eßanfälle haben oder erbrechen und entsprechend frustriert sind.
- Gerade bei Magersüchtigen kann eine Konkurrenz um die dünnste Figur entstehen.
- Bei Übergewicht können Probleme mit der Unersättlichkeit in bezug auf das Geschehen in der Gruppe entstehen. Es wird hungrig alles konsumiert, aber es ist nie genug, da keine Sättigung und keine Zufriedenheit eintreten.
- Bulimische Personen tendieren analog dazu, alles aufzunehmen und dann wieder zu erbrechen; dadurch wird das Geschehen in der Gruppe entwertet.

Die Auflistung dieser Schwierigkeiten sollte Ihnen nicht den Mut nehmen, eine Selbsthilfegruppe auszuprobieren, im Gegenteil. Wenn diese Schwierigkeiten auftreten und in der Gruppe angesprochen werden können, so sind sie fast schon bewältigt.

Selbsthilfe und Psychotherapie

Sollten Sie unsicher sein, ob Selbsthilfe für Sie die geeignete Behandlungsmöglichkeit ist, besprechen Sie Ihre Bedenken mit Ihrem Arzt, den Mitarbeitern einer Beratungsstelle oder einem Psychotherapeuten.

Für viele Betroffene bedeutet die Teilnahme an einer Selbsthilfegruppe einen Einstieg in die Behandlung ihrer Eßstörung. Mit Selbsthilfe eine Eßstörung zu behandeln ist jedoch ein langer Prozeß, der voller Rückschläge sein kann. Bei vielen Betroffenen werden im Laufe der Teilnahme aber auch Ängste und Vorbehalte vor einer Psychotherapie abgebaut, und sie entscheiden sich für diesen Heilungsweg.

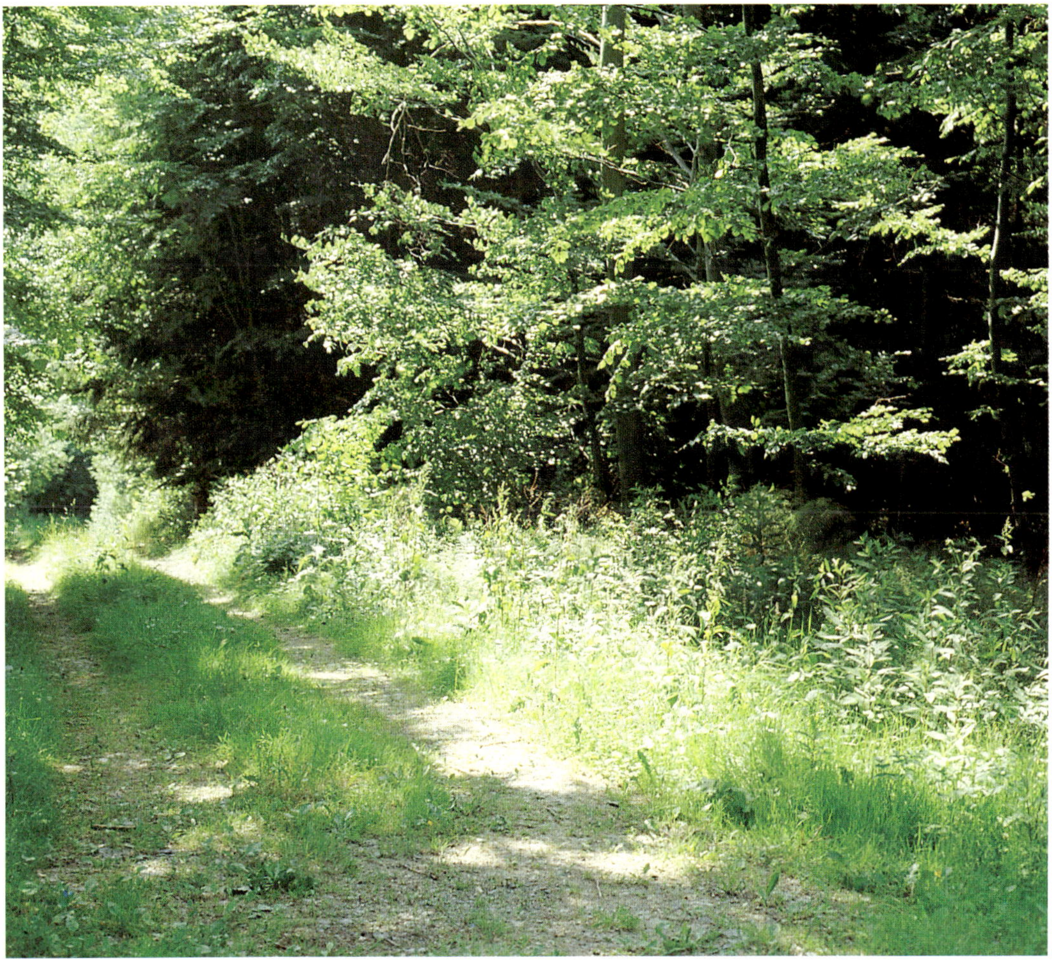

Selbsthilfegruppen sind ein eigenständiger Weg, aber oft kein Ersatz für eine medizinische oder psychotherapeutische Behandlung, denn die Gruppen arbeiten in der Regel ohne eine fachliche Leitung. Dagegen wird in psychotherapeutischen Einzel- oder Gruppenbehandlungen von speziell ausgebildeten Fachleuten an den der Eßstörung zugrundeliegenden emotionalen Problemen und Beziehungsschwierigkeiten gearbeitet. Die Teilnahme an einer Selbsthilfegruppe

Die Teilnahme an einer Selbsthilfegruppe – vielleicht neben der Psychotherapie und der medizinischen Behandlung – bringt Sie auf Ihren Heilungsweg

und einer Einzeltherapie oder einem gruppentherapeutischen Verfahren schließen sich dabei aber nicht aus, viele empfinden die verschiedenen Formen auch als sinnvolle Ergänzung.
Eine Selbsthilfegruppe kann auch eine gute Vorbereitung auf einen stationären Aufenthalt in einer psychosomatischen Klinik sein (siehe Seite 89). Zur Nachsorge ist eine Selbsthilfegruppe ebenso wertvoll in der Behandlung wie zur Bereicherung einer Psychotherapie.

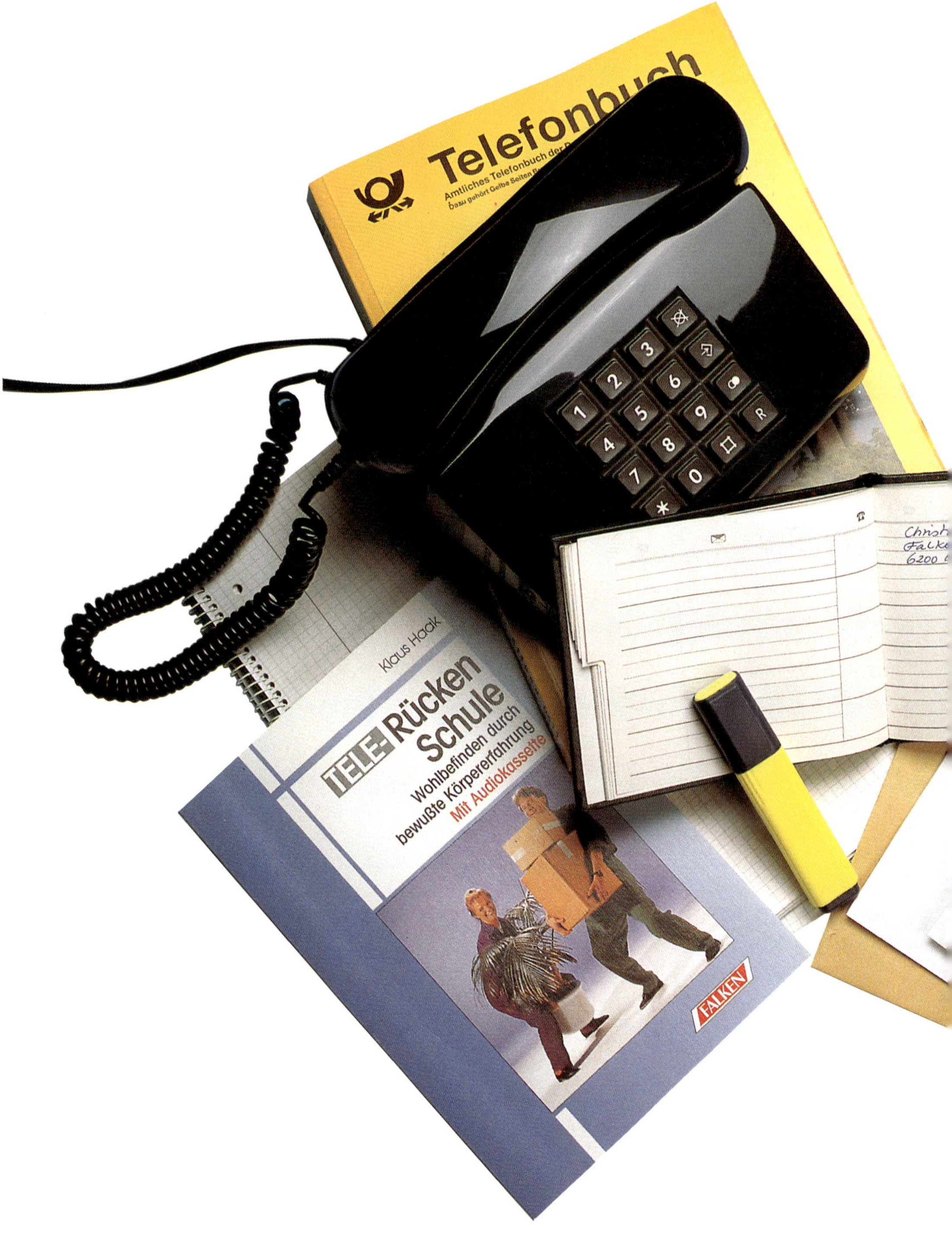
Telefonbuch
Klaus Haak
TELE-Rücken Schule
Wohlbefinden durch bewußte Körpererfahrung
Mit Audiokassette
FALKEN

Anhang

Nützliche Adressen

An die folgenden Adressen können Sie sich wenden, wenn Sie Fragen haben oder Angebote annehmen möchten.

Beratungsstellen

Bielefelder Zentrum bei
Eßstörungen e.V.
Marktstraße 35
33602 Bielefeld

Cinderella e.V.
Nußbaumstraße 7
80336 München

Dick und Dünn e.V.
Beratung bei Eßstörungen
Innsbrucker Straße 25
10825 Berlin

Dick und Dünn e.V.
Berlin-Pankow
Florastraße 5
13187 Berlin

Dick und Dünn e.V.
Nachbarschaftshaus
Adam-Klein-Straße 6
90429 Nürnberg

Die Brücke e.V.
Walddörfer Straße 337
22047 Hamburg

Die Waage e.V.
Schopstraße 1
(Eingang Rombergstraße)
20255 Hamburg

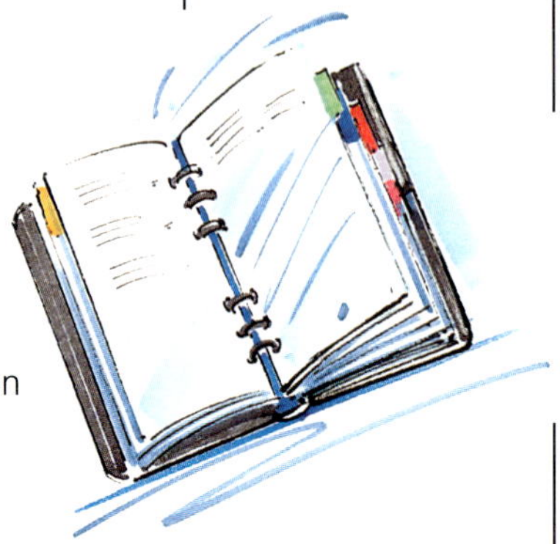

Frankfurter Zentrum für
Eßstörungen e.V.
Hansaallee 18
60322 Frankfurt

Kasseler Beratungsstelle bei
Eßstörungen e.V.
KABERA
Kurt-Schumacher-Straße
34117 Kassel

Speckdrum e.V.
Walpodenstraße 10
55116 Mainz

Selbsthilfeorganisationen

Über folgende Selbsthilfeorganisationen können Sie schriftlich erfragen, ob es in Ihrer Umgebung Selbsthilfegruppen für Eßgestörte oder für Eltern kranker Kinder, die Diät halten müssen, gibt:

ANAD-Selbsthilfe
Ungerer Straße 32
80802 München

Cinderella
Postfach 15 01 05
80042 München

Deutsche Arbeitsgemeinschaft der
Selbsthilfegruppen e.V.
Nationale Kontakt- und Informationsstelle zur Anregung und Unterstützung von Selbsthilfegruppen
Albrecht-Achilles-Straße 65
10709 Berlin

Deutsche Arbeitsgemeinschaft
Selbsthilfegruppen e.V.
Friedrichstr. 28
35392 Gießen

Deutsche Intergruppe
der OA (Overeaters Anonymous)
Postfach 10 62 06
28062 Bremen

Kliniken

Im folgenden finden Sie eine begrenzte Auswahl an Kliniken. Weitere Adressen sind in den Beratungsstellen oder über die Krankenkassen zu erfahren.

Fachzentrum für gestörtes Eßverhalten:

Klinik am Korso
Ostkorso 4
32545 Bad Oeynhausen

Klinik für mehrfachabhängige Frauen mit Abteilung für Mutter und Kind:

Diakonie Fachklinik
Heimstraße 8
57610 Altenkirchen

Spezialklinik für psychosomatisch und chronisch kranke Kinder und Jugendliche:

DRK Reha Klinik
Lindenstraße 4
533474 Bad Neuenahr

Psychosomatische Fachklinik
Kurbrunnenstraße 12
67098 Bad Dürkheim

Psychosomatische Klinik Roseneck
Am Roseneck 6
83209 Prien

Adipositas Reha-Zentrum
„Insula“ für Kinder
83489 Strub

Klinik für Psychosomatische Medizin
Sebastian-Kneipp-Allee 4
87730 Grönenbach

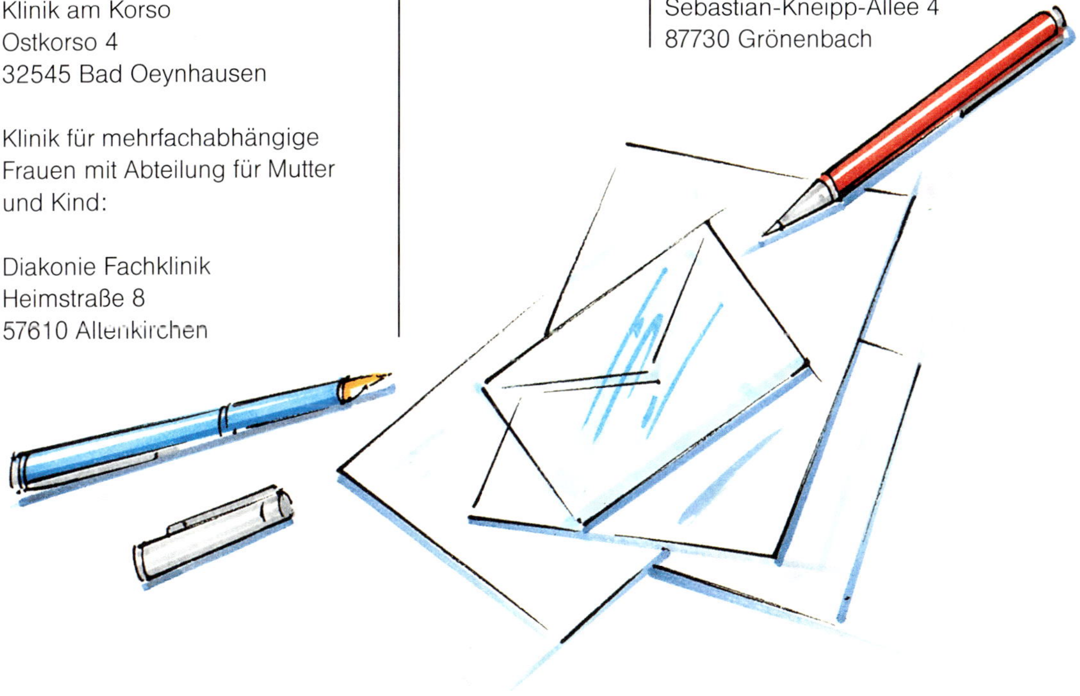

Weiterführende Literatur

Eßsucht:

Christiane Aliabadi/Wolfgang Lehnig: Wenn Essen zur Sucht wird. Erscheinungsformen und Therapie von Eßstörungen. Kösel Verlag
H. Nina Larisch-Haider: Die Reise von Dick nach Schlank – Übergewicht als Chance. Context Verlag, Bielefeld 1989
Susie Orbach: Anti-Diät-Buch I. Verlag Frauenoffensive, München
Susie Orbach: Anti-Diät-Buch II. Verlag Frauenoffensive, München
D. Wolf: Übergewicht und seine seelischen Ursachen. PAL Verlag
Renate Göckel: Eß-Sucht oder die Scheu vor dem Leben. Rowohlt Tb 8444, 1988

Bulimie:

Marlene Boskind-White/William C. White: Bulimarexie. Knaur Tb, 1991
Renate Göckel: Endlich frei vom Eßzwang. Kreuz Verlag, 1992
Marilyn Lawrence (Hrsg.): Satt aber hungrig. Rowohlt Tb 8511, 1989
Karen Wise: Wenn Essen zum Zwang wird. PAL Verlag, 1992
B. Wardetzki: Weiblicher Narzißmus. Kösel Verlag, 1990

Magersucht:

Monika Gerlinghoff: Magersucht. Eine Therapeutin und Betroffene berichten. Piper Verlag, 1985
Monika Gerlinghoff u. a.: Magersucht, Psychologie Verlagsunion. Weinheim 1988
Maja Langsdorff: Die heimliche Sucht, unheimlich zu essen. Fischer Tb, 1985
Susie Orbach: Hungerstreik. Ursachen der Magersucht. Neue Wege zur Selbsthilfe. Econ Verlag
G. Weber/H. Stierlin: In Liebe entzweit. Rowohlt Tb, 1989

Eßstörungen bei Kindern und Jugendlichen:

Hilde Bruch: Eßstörungen. Fischer Verlag, 1991
Andrea Graf: Die Suppenkasparin. Geschichte einer Magersucht. Fischer Tb, 1988
Diana Kempff: Fettfleck. Rowohlt Tb, Hamburg 1981
Karen Schneider-Henn: Die hungrigen Töchter. Eßstörungen bei Mädchen. Kösel Verlag, 1988
Brett Valette: Suppenkaspar und Nimmersatt. Eßstörungen bei Kindern. Rowohlt Tb, Hamburg 1990

Eßstörungen bei Männern:

Dieter Schnack/Rainer Neutzlind: Kleine Helden in Not – Jungen auf der Suche nach Männlichkeit. Rowohlt, 1990
G. M. Vogt/St. T. Sirridge: Söhne ohne Väter – Vom Fehlen des männlichen Vorbilds. Krüger Verlag

Selbsthilfe:

Sheila Ernst/Lucy Goodison: Selbsthilfe, Therapie – ein Handbuch für Frauen. Verlag Frauenoffensive, München 1981

Michael Lukas Moeller: Selbsthilfegruppen. Rowohlt, Reinbeck, 1978
Anne Kent Rush: Getting Clear – Frauen finden zu sich. Ein Handbuch mit Therapeutischen Übungen. Verlag Frauenoffensive, München 1988

Allgemein:

Helmut Milz: Der wiederentdeckte Körper. Artemis & Winkler, 1992
Hilarion Petzold (Hrsg.): Die neuen Körpertherapien. Verlag Jungfermann, Paderborn 1977

Broschüren der AOK – Die Gesundheitskasse:

Essen mit Genuß
Eßstörungen
Jugend und Sexualität
Psyche und Gesundheit
Psychosomatische Krankheiten

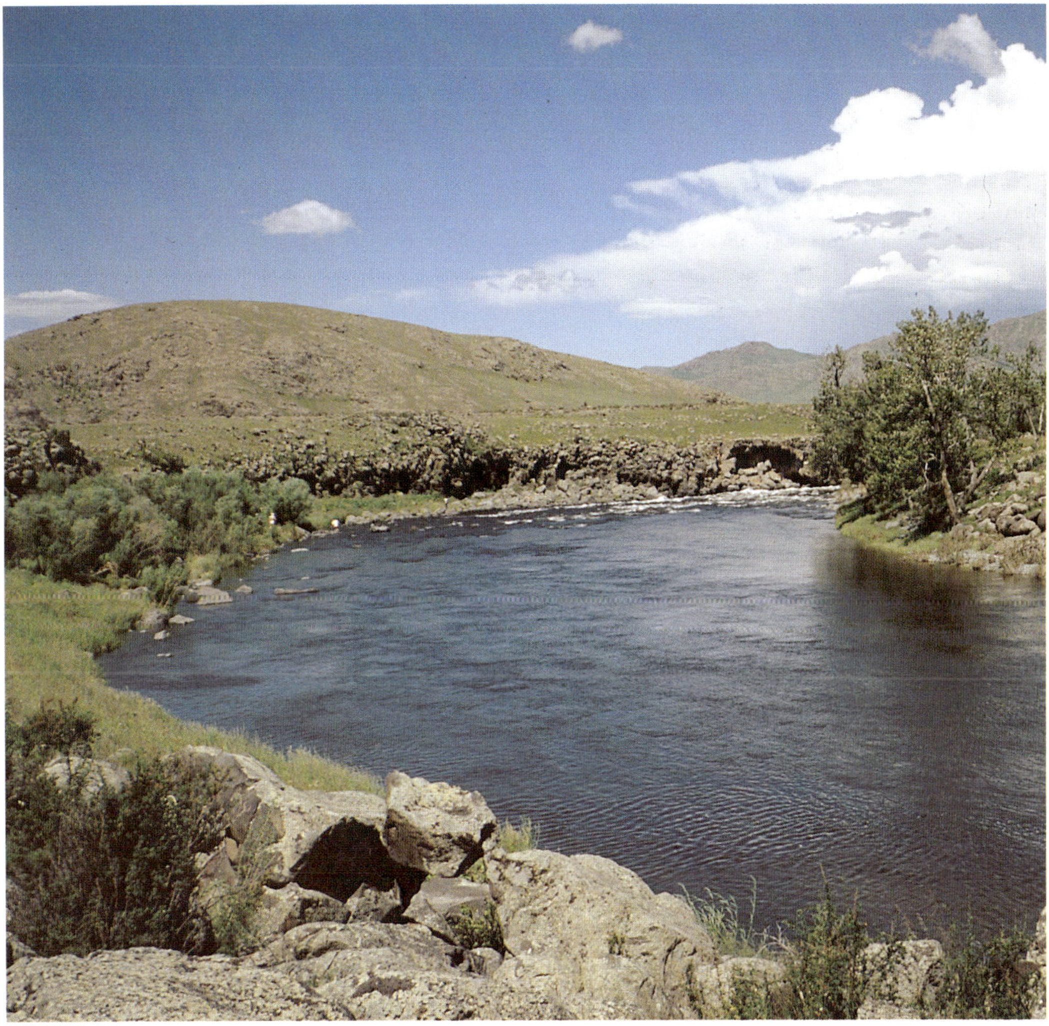

Register

Halbfette Seitenzahlen verweisen auf eine ausführliche Erläuterung des Begriffs.

In der AOK-Bibliothek bei FALKEN sind bereits zahlreiche Titel erschienen.
Fragen Sie danach in Ihrer Buchhandlung.

Die Deutsche Bibliothek – CIP-Einheitsaufnahme

Essstörungen : Erscheinungsformen, Ursachen, Behandlungsmöglichkeiten /
Frankfurter Zentrum für Essstörungen e.V. –
Niedernhausen/Ts. : FALKEN, 1993
(AOK-Bibliothek)
ISBN 3-8068-1425-2
NE: Frankfurter Zentrum für Essstörungen

ISBN 3 8068 1425 2

Herausgegeben in Zusammenarbeit mit dem AOK-Landesverband Baden-Württemberg

Umschlaggestaltung: Peter Udo Pinzer
Layout: Horst Bachmann
Redaktion: Susanne Schmitt
Herstellung: Peter Beckhaus, Petra Zimmer
Titelbild: Peter Udo Pinzer
Fotos: AOK/WDV Wirtschaftsdienst, Frankfurt/Bayer (Seite 84), Erbelding (Seite 30, 54), Hinz (Seite 43, 63), Klose (Seite 20), Rongier (Seite 73), Rüttger (Seite 34, 59, 72), Schmerl (Seite 12, 22, 53, 62), Witzgall (Seite 11); Deutsche Presse-Agentur, Frankfurt (Seite 18); FALKEN Archiv/Damler (Seite 40, 56 oben), Dürichen (Seite 31, 77), Ehrhardt (Seite 10 unten, 33, 38, 47, 48, 89), Gerlach (Seite 15), Kienitz (Seite 19, 58), Kienitz & Grabis (Seite 61), Pehle (Seite 29), Pinzer (Seite 91, 104), Polaschek (Seite 25), Pool (Seite 23 oben, 56 unten, 66), T.+E. Creative Fotografie (Seite 21), TLC (Seite 8, 13, 52), Zöltsch (Seite 55, 101); Bildagentur IPO, Linsengericht (Seite 90); Gisela Kelbert, Idstein (Seite 14, 37); Annette Kolb, Stuttgart (Seite 4, 109); Robert Krupps GmbH, Solingen (Seite 71, 95); Ulrich Niehoff, Bienenbüttel (Seite 6, 16, 27, 28, 36, 42, 45, 46, 49, 50, 57, 64, 65, 67, 69, 74, 78, 83, 85, 92, 96, 98, 99, 100, 102); Peter Udo Pinzer, Niedernhausen (Seite 3, 86); H.-J. Schwarz, Nieder-Olm (Seite 10 oben, 26, 32, 41, 80, 82, 103); Silvestris Fotoservice, Kastl/E. Lindenburger (Seite 24), New Photo (Seite 60); Mark Wunsch, Uelzen (Seite 23 unten).
Zeichnungen: Katja Rosenberg, Wiesbaden (Seite 106, 107)
Bildbeschaffung: Ruth Leners, Marlene Daniel, Erika Velten

Satz: Grunewald Satz & Repro GmbH, Kassel
Druck: Merkur-Druck Mayer GmbH, Ostfildern 4

817 2635 4453 6271